# 137

Anaesthesiologie und Intensivmedizin
Anaesthesiology
and Intensive Care Medicine

Herausgeber:
H. Bergmann · Linz (Schriftleiter)
J.B. Brückner · Berlin    R. Frey · Mainz
M. Gemperle · Genève    W.F. Henschel · Bremen
O. Mayrhofer · Wien    K. Peter · München

G. Goeckenjan

# Kontinuierliche Messung des arteriellen Sauerstoffpartialdrucks

Mit 49 Abbildungen und 11 Tabellen

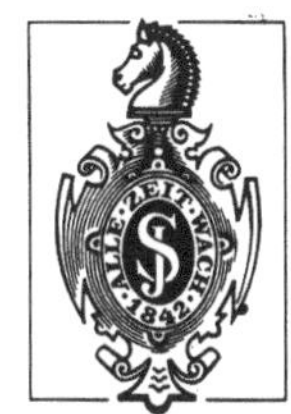

Springer-Verlag
Berlin Heidelberg New York 1981

Priv.-Doz. Dr. med. Gerd Goeckenjan
Medizinische Klinik und Poliklinik, Klinik B
Moorenstr. 5, 4000 Düsseldorf 1

ISBN-13: 978-3-540-10730-9     e-ISBN-13: 978-3-642-68068-7
DOI: 10.1007/978-3-642-68068-7

CIP-Kurztitelaufnahme der Deutschen Bibliothek
Kontinuierliche Messung des arteriellen Sauerstoffpartialdrucks/ed. by
G. Goeckenjan. – Berlin; Heidelberg; New York: Springer 1981.
(Anaesthesiologie und Intensivmedizin; 137)

NE: Goeckenjan, Gerd [Hrsg.], GT



Satz: Schreibsatz-Service Weihrauch, Würzburg

2127/3321-543210

# Vorwort

Die kontinuierliche Messung des arteriellen Sauerstoffpartialdrucks
erlaubt eine fortlaufende Überwachung des pulmonalen Gasaustausches. Dieses bisher noch wenig gebräuchliche Verfahren dürfte
mit der Weiterentwicklung kontinuierlicher Überwachungstechni-
ken in der Intensivmedizin und Anaesthesiologie wachsende Bedeutung erlangen.

In dem vorliegenden Buch werden nach einer Einführung in die
Grundlagen des polarographischen Meßprinzips und der kontinuierlichen Sauerstoffmessung im Blut eigene Untersuchungen der In-
vitro- und In-vivo-Eigenschaften zweier Typen intravasaler $PO_2$-
Elektroden vorgelegt. Es folgen die Ergebnisse der kontinuierlichen
$PO_2$-Messung bei Intensivpatienten und Patienten mit Lungen-
erkrankungen, wobei das dynamische Verhalten des arteriellen $PO_2$
bei Spontanatmung und bei Respiratorbeatmung, kreislaufbedingte
Schwankungen des arteriellen $PO_2$ und das Übergangsverhalten des
arteriellen $PO_2$ bei sprunghafter Änderung der inspiratorischen
Sauerstoffkonzentration beschrieben werden. In einer vergleichen-
den Untersuchung des kontinuierlich arteriell und transcutan gemessenen $PO_2$ wird die unterschiedliche Aussagekraft beider Verfahren dargestellt. Nach Diskussion der Komplikationsmöglichkeiten wird in einer zusammenfassenden Beurteilung die klinische
Wertigkeit der kontinuierlichen $PO_2$-Messung im Vergleich mit
konkurrierenden Verfahren erörtert. Ziel des Buches ist es, neben
einer Einführung in die Grundlagen und die methodischen Probleme der kontinuierlichen arteriellen $PO_2$-Messung einen Überblick über die derzeitigen Möglichkeiten und den klinischen Stellen-
wert dieses Verfahrens zu geben. Das Buch wendet sich sowohl an
den praktisch tätigen Intensivmediziner, Anaesthesisten und Atem-
physiologen als auch an den biomedizinischen Techniker, der an
der Anwendung und Entwicklung kontinuierlicher Überwachungs-
verfahren interessiert ist.

Den Herren Prof. Dr. G. Arnold (Institut für Experimentelle
Chirurgie der Universität Düsseldorf), Prof. Dr. B. Grabensee
(Medizinische Klinik A der Universität Düsseldorf), Prof. Dr. J
Heidenreich (vormals Frauenklinik der Universität Düsseldorf),
Prof. Dr. W. Lochner † (Physiologisches Institut der Universität
Düsseldorf) und Prof. Dr. D.W. Lübbers (Max-Planck-Institut
für Systemphysiologie, Dortmund) danke ich für die leihweise
Überlassung von Meß- und Registriergeräten. Ferner bin ich Herrn
Dr. med. W. Lenz (Pathologisches Institut der Universität Düssel-

dorf) für die Durchführung der rasterelektronenmikroskopischen
Untersuchungen und Herrn Priv.-Doz. Dr. med. K. Strasser (vormals Institut für Anaesthesiologie der Universität Düsseldorf) für
die Mitarbeit bei den transcutanen $PO_2$-Messungen zu besonde-
rem Dank verpflichtet.


Düsseldorf, im März 1981                        G. Goeckenjan

# Inhaltsverzeichnis

# 1 Einleitung

Eine genaue kontinuierliche Messung des Sauerstoffpartialdrucks in den Blutgefäßen und im Gewebe ist ein langgesuchtes Ziel der physiologisch-pharmakologischen Forschung und der klinischen Medizin. Besonders in der Intensivmedizin erscheint eine fortlaufende Überwachung des pulmonalen Gasaustausches mit kontinuierlicher Messung des arteriellen Sauerstoffpartialdrucks wünschenswert. Während kontinuierliche Meßmethoden verschiedener Kreislauffunktionen in der Intensivmedizin heute als unerläßlich anzusehen sind, ist die fortlaufende Messung des arteriellen Sauerstoffpartialdrucks bisher nicht routinemäßig eingeführt. Möglichkeiten und Grenzen der kontinuierlichen arteriellen $PO_2$-Messung aufzuzeigen, ist die Aufgabe dieser Arbeit. Zum Verständnis der Problematik der $PO_2$-Messung ist eine Einführung in das heute zumeist angewandte Verfahren, die polarographische Messung, erforderlich.

## 1.1 Einführung in das polarographische Meßprinzip

Wird an eine in einer wäßrigen Lösung befindliche Edelmetallkathode eine negative Spannung angelegt, die gegenüber einer nicht polarisierbaren Anode $-0{,}5$ bis $-0{,}9$ V beträgt („Polarisationsspannung"), so fließt ein Strom, welcher der Sauerstoffkonzentration in der Lösung proportional ist und daher eine Messung der Sauerstoffkonzentration ermöglicht. Anstelle der Edelmetallelektroden kann auch eine tropfende Quecksilberelektrode verwendet werden [100, 101, 153]. Da der so erzeugte Strom durch die Reduktion von Sauerstoffmolekülen an der Kathode bedingt ist, wird er als Reduktionsstrom bezeichnet. Der Sauerstoff wird nach folgenden Reaktionsgleichungen reduziert [255]:

$$O_2 + 2H^+ \, 2e^- \rightleftharpoons H_2O_2$$
$$H_2O_2 + 2H^+ + 2e^- \rightleftharpoons 2H_2O.$$

Diese Reaktionen verlaufen vorwiegend in sauren Lösungen ab. Im alkalischen Milieu entstehen bei der Sauerstoffreduktion $HO_2^-$- und $OH^-$-Ionen [133]. Neben verschiedenen Zweielektronenreaktionen wurden auch Vierelektronenreaktionen beschrieben [104].

Mit dem polarographischen Meßverfahren können außer Sauerstoff auch andere in Lösung befindliche Substanzen bestimmt werden [101]. Unter einem Polarogramm wird die Darstellung des Reduktionsstroms als Funktion der Polarisationsspannung bei unterschiedlichen Sauerstoffpartialdrucken verstanden. Der Begriff der Polarographie umfaßt im engeren Sinne die Messung mittels Darstellung des Polarogramms. Im weiteren Sinne wird darunter auch die einfache amperometrische Messung über die Bestimmung des Reduktionsstroms bei einer definierten Polarisationsspannung verstanden. Da der Begriff der Polarographie im weiteren Sinne allgemein gebräuchlich ist, wird er auch von uns verwendet, obwohl der Begriff der Amperometrie den Sachverhalt besser kennzeichnen würde [102].

Auf die historische Entwicklung der polarographischen Methode kann hier nicht näher
eingegangen werden, sie ist ausführlich von Lübbers [173] dargestellt worden. Davies und
Brink [30] berichteten 1942 erstmalig über tierexperimentelle $PO_2$-Messungen im Gewebe
mit Hilfe einer kollodiumbezogenen Platinelektrode und wiesen auf die Möglichkeit der
$PO_2$-Messung im Vollblut mit der Platinelektrode hin. Die direkte $PO_2$-Messung im Blut
oder in proteinhaltigen Körperflüssigkeiten mit einer unbedeckten Edelmetallkathode erwies
sich als problematisch, da wegen des Sauerstoffverbrauchs durch die Elektrode in der Umgebung eine sauerstoffarme Diffusionszone [189] auftritt, die konvektionsabhängig ist. Bei
Konvektion der untersuchten Flüssigkeit ergibt sich daher ein höherer Reduktionsstrom als
in ruhender Flüssigkeit („Rühreffekt"). Außerdem führt die Kontamination der Kathode
durch Substanzen in der zu untersuchenden Flüssigkeit (insbesondere Proteine) zu einer
raschen Empfindlichkeitsänderung der Elektrode („Vergiftung", „Alterung"), so daß mit
der unbedeckten Platinelektrode nur relative $PO_2$-Änderungen erfaßt werden können. Die
Einführung einer sauerstoffdurchlässigen Membrane, welche nur die Kathode bedeckt [23]
oder Kathode und Anode gemeinsam mit einem Elektrolyt von dem zu messenden Medium
trennt („Clark'sches Prinzip" [24]), erbrachte eine wesentliche Verbesserung der Meßeigenschaften polarographischer Elektroden. Der Typ der $PO_2$-Elektrode, dessen Kathode und
Anode getrennt sind, wird als monopolar bezeichnet, die eigentliche Clark-Elektrode mit
Einschluß von Kathode und Anode hinter einer gemeinsamen Membrane als bipolare
Elektrode. Die bipolare Clark-Elektrode ermöglichte in den folgenden Jahren die sehr rasche
Verbreitung der $PO_2$-Messung des Blutes in vitro, wobei weitere Verbesserungen des Meß-
verfahrens durch Gleichmann und Lübbers [62] zu erwähnen sind. Die sauerstoffdurchlässige
Membrane der $PO_2$-Elektrode erfüllte 2 Grundforderungen hinsichtlich einer weitgehend
störungsfreien $PO_2$-Messung mittels der polarographischen Methode [173]: 1. konnte die
Kathodenoberfläche katalytisch rein gehalten werden und 2. wurde durch die Verlagerung
des $O_2$-Diffusionsgradienten auf die Membrane eine geringere Abhängigkeit der Sauerstoff-
diffusion von der flußabhängigen hydrodynamischen Grenzzone erreicht, welche die
Elektrode bei Messungen in bewegter Flüssigkeit umgibt. Während bei $PO_2$-Messungen mit
der Clark-Elektrode in der Gasphase die Membrane die einzige Diffusionsbegrenzung dar-
stellt, ruft jedoch in strömenden Flüssigkeiten auch bei Vorhandensein einer Membrane die
Bildung einer hydrodynamischen Grenzschicht einen zusätzlichen flußabhängigen Diffusionswiderstand hervor [223, 224]. Konvektionseinflüsse können nur dann komplett unterdrückt
werden, wenn die hydrodynamische Grenzschicht auch bei höchster Strömungsgeschwindigkeit dicker ist als die Nernst'sche Diffusionsschicht [195].

Die Meßeigenschaften der $PO_2$-Elektroden werden im wesentlichen von der Größe und
Form der Kathode, von den Diffusionseigenschaften der Membrane und der Elektrolytlösung sowie der Höhe und der Art der applizierten Polarisationsspannung bestimmt. Eine
Verkleinerung der Kathodenoberfläche in Relation zur Membrandicke verlagert den $O_2$-Dif-
fusionsgradienten auf die Membrane und vermindert somit die Konvektionsabhängigkeit,
vermindert jedoch gleichzeitig infolge einer Herabsetzung des Diffusionsstromes die Empfindlichkeit und den Signal-Geräusch-Abstand [22, 46, 239]. Bei einer weiteren Verkleinerung der Elektrodenoberfläche verschlechtert sich außerdem die Reproduzierbarkeit der
Meßwerte, im Polarogramm bildet sich kein horizontales Plateau mehr aus. Kathoden zur
$PO_2$-Messung mit einem Durchmesser von weniger als 50 $\mu$m werden als Mikroelektroden,
solche mit einem größeren Durchmesser als Makroelektroden bezeichnet [173]. Neben der
Größe der Kathoden beeinflußt auch deren Form die Meßeigenschaften. Mittels ringförmiger
Kathode oder Anode konnten Kimmich und Kreuzer [144] sowie Schuler und Kreuzer [224]

Katheterelektroden mit geringer Konvektionsabhängigkeit, kurzer Einstellzeit, einem relativ
hohen Reduktionsstrom und einem breiten polarographischen Plateau herstellen. Durch
Mehrdrahtelektroden mit sehr geringem Durchmesser der Einzelkathoden konnte bei
geringer Konvektionsabhängigkeit und kurzer Einstellzeit ebenfalls ein ausreichender Reduktionsstrom erzielt werden [46a, 173, 234]. Dünne Membranen mit geringem Diffusionswiderstand für Sauerstoff, wie z.B. Teflon, erlauben eine kurze Ansprechzeit, setzen jedoch
die Stabilität der Elektroden herab und erhöhen bei großen Kathoden die Konvektionsabhängigkeit. Je niedriger der Reduktionsstrom und je größer der Diffusionswiderstand der
Membrane für Sauerstoff, um so geringer ist die Konvektionsabhängigkeit [46]. Ein ähnlicher
Effekt wie durch die Verdickung der Membrane wird durch Verwendung von Membranen
mit geringerer Sauerstoffdurchlässigkeit wie Mylar [202] oder Polyäthylen [215] erzielt.
Auch hierdurch wird die Einstellzeit verlängert. Eine als Elektrolytschicht verwendete
zusätzliche Cellophanmembrane erhöht die Stabilität der Elektrode insbesondere gegenüber
dynamischem Druck [62, 164]. An die Stelle der Membrane kann auch eine ruhende Flüssig-
keitsschicht treten, die entsteht, wenn vor der Kathode eine kleine Kammer („recessus")
gebildet wird [30].

Durch Verminderung der Polarisationsspannung unterhalb des polarographischen
Plateaus können der Sauerstoffverbrauch der Elektrode und damit die Diffusionsschicht
verkleinert werden, hierdurch kann die Flußabhängigkeit vermindert werden [195]. Auch
durch Applikation einer pulsierenden Polarisationsspannung läßt sich der Sauerstoffverbrauch der PO$_2$-Elektrode senken bzw. jeweils kurz unterbrechen, so daß insbesondere bei
Messungen im Gewebe und an Gewebeoberflächen eine Sauerstoffverarmung in der Umgebung der Elektrode vermieden wird [30, 165, 167, 217, 233]. Als nachteilig erweist sich
hierbei ein hoher Reststrom (= Nullstrom = Strom, der bei Messung in sauerstofffreiem
Medium fließt). Da die Charakteristika einer PO$_2$-Elektrode immer einen Kompromiß zwischen den einander zum Teil entgegengesetzten Eigenschaften wie Empfindlichkeit, Stabilität, Konvektionsabhängigkeit und Einstellzeit darstellen, müssen sie auf den jeweiligen
Applikationszweck der Elektrode abgestimmt sein. Eine mathematische Analyse der Zu-
sammenhänge zwischen den wichtigsten Eigenschaften von PO$_2$-Elektroden wurde von
Schuler und Kreuzer [223] vorgelegt.


## 1.2 Die Entwicklung intravasaler PO$_2$-Elektroden

Kontinuierliche intravasale PO$_2$-Messungen wurden tierexperimentell mittels einer monopolaren membranbedeckten Platinelektrode erstmalig von Clark et al. [23] durchgeführt.
Kolmar [151] hat 1958 die Verwendung einer monopolaren Platinelektrode zur intrakardialen Shuntdiagnostik angegeben. Nach der Beschreibung der Clark'schen bipolaren
Elektrode [24, 25] wurden in den folgenden Jahren zahlreiche nach dem gleichen Prinzip
aufgebaute Elektroden entwickelt, die zum Zweck der Einführung in das Gefäßsystem
miniaturisiert waren [4, 11, 15, 18, 19, 22, 26, 27, 38, 39, 90, 91, 109, 112, 114, 129, 137,
144, 145, 146, 156, 158, 161, 164, 177, 187a, 198, 199, 200, 201, 214, 223, 224]. Daneben
wurden auch weitere monopolare Elektroden entwickelt [84, 85, 126, 129, 190, 191, 211,
231, 236]. Von Niedrach und Stoddard [193] wurde ein neuartiger Elektrodenaufbau mit
einer Palladiumhydridanode angegeben, die als miniaturisierte Brennstoffzelle arbeitet und
eine äußere Polarisationsspannung erübrigt.

Aufbau und Eigenschaften der genannten Elektroden sind in Tabelle 3 (S. 30–32) zusammengestellt. Angewendet wurden diese Elektroden zum großen Teil lediglich tierexperimentell. Der Einsatz beim Menschen erfolgte vorwiegend in der kardialen Shuntdiagnostik [151, 152, 211], in der Früh- und Neugeborenenüberwachung [63, 64, 65, 84, 85, 109, 112, 114, 198, 199, 200, 242] sowie bei chirurgischen Eingriffen [5, 6, 7, 32, 77, 78]. Über die kontinuierliche $PaO_2$-Überwachung erwachsener Intensivpatienten mittels intravasaler $PO_2$-Elektrode liegen bisher nur wenige Mitteilungen vor [68, 76, 76a, 77, 163].

Einer industriellen Fertigung, die als Voraussetzung für eine weiter verbreitete Anwendung dieses Untersuchungsverfahrens anzusehen ist, wurden nur Einzelelektroden zugeführt: Die von Beebe et al. [11] 1959 entwickelte Elektrode der Fa. Beckmann erforderte große experimentelle Fertigkeiten in der Handhabung [5], so daß sie sich im klinischen Routinebetrieb nicht durchsetzen konnte. Die in der klinischen Anwendung bisher weiteste Verbreitung hat die von der Fa. International Biophysics Corp., Irvine, Californien, USA, gefertigte monopolare Elektrode gefunden.

Insgesamt sind diese $PO_2$-Elektroden bisher in der klinischen Medizin nur selten eingesetzt worden. Die Ursachen hierfür sind darin zu suchen, daß keine der bisher beschriebenen Elektroden den klinischen Anforderungen voll entsprochen hat. Probleme sind insbesondere hinsichtlich der invasiven Applikation, der äußeren Abmessung, thromboembolischer und infektiöser Risiken, der Sterilisierbarkeit, der Stabilität, der Eichung und der sonstigen Handhabung, der Ansprechzeit, der Konvektions- und Temperaturabhängigkeit, der industriellen Massenfertigung und der Herstellungskosten aufgetreten.

## 1.3 Weitere Methoden zur kontinuierlichen Sauerstoffmessung im Blut

Neben der monopolaren und bipolaren $PO_2$-Elektrode wurde von Clark et al. [24, 25] eine weitere Möglichkeit zur fortlaufenden $PO_2$-Messung initiiert, nämlich die kontinuierliche $PO_2$-Messung im Blut mittels einer externen Durchflußelektrode. Die Autoren benutzten diese Meßanordnung zur kontinuierlichen Überwachung der extrakorporalen Oxygenation. In modifizierter Form wurde diese Untersuchungsanordnung von zahlreichen Autoren verwendet [44, 49, 55, 79, 86, 93, 94, 95, 96, 97, 98, 99, 131, 132, 135, 136, 145, 146, 149, 186, 187, 202, 204, 205, 219, 227, 228, 235, 239, 254]. Einige dieser Autoren benutzten gleichzeitig $PCO_2$- und pH-Elektroden zur simultanen Messung dieser Parameter [25, 136, 187, 254]. Tsao und Vadnay [251] verwendeten zur $PO_2$-Messung eine externe Durchflußküvette, in der Anode und Kathode getrennt voneinander unter separaten Membranen angebracht waren. Das Blut wurde in einem Teil dieser Untersuchungen nach Messung an der Elektrode über einen arteriovenösen Shunt in den Organismus zurückgeleitet, in einem anderen Teil der Untersuchungen jedoch verworfen.

Wenngleich die genannten Untersuchungen wichtige Aufschlüsse über das Verhalten des arteriellen Sauerstoffpartialdruckes unter pathologischen und physiologischen Bedingungen sowie bei pharmakologischen Einwirkungen erbracht haben, hat auch diese Untersuchungsanordnung keinen Eingang in die routinemäßige Blutgasüberwachung gefunden.

Eine weitere Modifikation der bipolaren Clark-Elektrode ermöglicht eine kontinuierliche transkutane $PO_2$-Messung [36, 37, 108, 110, 111, 113, 118–123]. Durch die Beheizung einer Oberflächenelektrode mit 43 bis 44 °C wird eine lokale Hauthyperämie erzeugt, die zu einer weitgehenden Angleichung des Partialdrucks des durch die Haut diffundierenden Sauerstoffs an den arteriellen $PO_2$ führt. Diese Methode der kontinuierlichen $PO_2$-Messung hat sich bisher insbesondere in der Überwachung von Neugeborenen bewährt [42, 116, 117, 124].

Von J. Strauss et al. [243, 244] wurde eine polarographische Methode zur indirekten Bestimmung des arteriellen $PO_2$ über eine Messung des Gewebs-$PO_2$ im Ohrläppchen angegeben. Größere Erfahrungen mit dieser Methode liegen bisher nicht vor.

Weitere in der Entwicklung befindliche Methoden der $PO_2$-Messung sind die massenspektrometrische Blutgasanalyse über einen intravasalen Diffusionsmembrankatheter [17, 257, 263], die gaschromatographische Blutgasanalyse [179], die spektrofluorometrische Methode der $PO_2$- und $PCO_2$-Messung mit einer sogenannten Optode [174], die $PO_2$-Messung mit einer kürzlich entwickelten miniaturisierten Glukosebrennstoffzelle [170] und die potentiometrische Methode der Sauerstoffmessung [142], die nur der Vollständigkeit halber erwähnt werden sollen.

Als verwandte kontinuierliche Methoden der arteriellen Sauerstoffmessung sind noch die oxymetrischen Verfahren mittels der nicht invasiven Ohroxymetrie oder der invasiven Verfahren wie externer Durchflußküvette bzw. intravasaler Fiberoptikkatheter zu nennen. Auf weitere Methoden der kontinuierlichen Sauerstoffmessung, insbesondere die kontinuierliche $PO_2$-Messung im Gewebe und an Organoberflächen, kann im Rahmen dieser Arbeit nicht eingegangen werden.

# 2 Fragestellung

Für eine Langzeitüberwachung des arteriellen Sauerstoffpartialdrucks in der Intensivmedizin schien uns die kontinuierliche $PO_2$-Messung mittels intravasaler polarographischer Elektroden derzeit die günstigsten Voraussetzungen zu bieten. Die vorliegende Arbeit soll im einzelnen zur Klärung folgender Fragen beitragen:

1. Welches sind die Eigenschaften derzeit erhältlicher intravasaler $PO_2$-Elektroden?
Sind diese Elektroden für eine kontinuierliche $PO_2$-Messung im Rahmen der Intensivbehandlung geeignet?
Durch welche Eigenschaften wird der Einsatz der $PO_2$-Elektrode limitiert?
Welche Anforderungen müssen an die intravasale $PO_2$-Elektrode gestellt werden?
2. Ist eine routinemäßige Langzeitüberwachung des arteriellen $PO_2$ im Rahmen der Intensivbehandlung praktikabel?
3. Welche klinische Bedeutung kommt der kontinuierlichen arteriellen $PO_2$-Messung in der Intensivmedizin zu?
Welche sind die Indikationen zur kontinuierlichen $PO_2$-Messung?
4. Durch welche Faktoren wird der arterielle $PO_2$ in der klinischen Situation der Intensivbehandlung beeinflußt?
5. Kann die kontinuierliche arterielle $PO_2$-Überwachung bei Erwachsenen durch andere Methoden der Blutgasüberwachung, insbesondere die Messung des transkutanen $PO_2$, ersetzt werden?

Die Anwendung der $PO_2$-Elektroden in der Diagnostik kardialer Vitien wurde nicht überprüft. Für diesen Anwendungsbereich dürften die verwendeten $PO_2$-Elektroden keine optimalen Eigenschaften bieten. Auf die Möglichkeit der kontinuierlichen Überwachung des gemischt-venösen $PO_2$ [7, 69] kann im Rahmen dieser Arbeit nicht näher eingegangen werden.

# 3 Eigenschaften der PO$_2$-Elektroden

Untersucht wurden 2 PO$_2$-Katheter-Elektroden, die kommerziell erhältliche IBC-Elektrode und ein Prototyp einer Elektrode der Firma Hoffmann-La Roche, Basel. Während die Eigenschaften der letzteren zum großen Teil aus der Literatur ersichtlich waren, fanden sich zu der ersteren nur lückenhafte und z.T. widersprüchliche Angaben. Eine systematische Prüfung der wichtigsten Elektrodeneigenschaften war daher erforderlich.

Die 0,38 mm starke IBC-Elektrode besteht aus einer Goldkathode, die von einer Hydron[1]-Membrane bedeckt ist, sowie einem Stahldraht, der mit einem Teflon-Überzug isoliert ist (Abb. 1). Diese monopolare Elektrode wird in das Gefäß eingeführt, während die Silber-Silberchlorid-Anode auf die äußere Haut aufgeklebt wird. Ein batteriebetriebenes Meßgerät liefert die Polarisationsspannung (720 mV). Der im Nanoamperebereich liegende

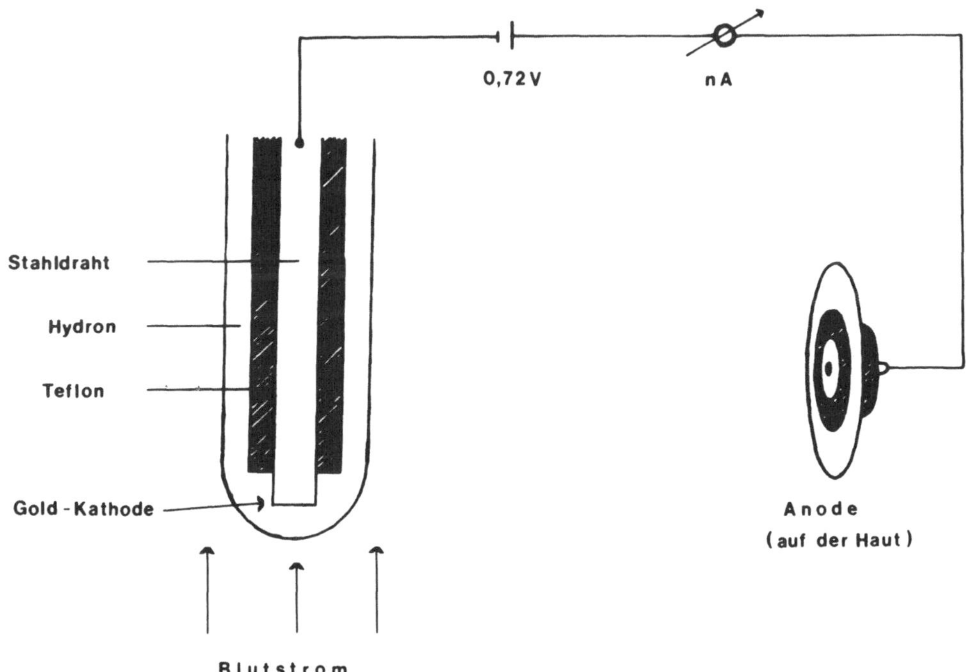


Abb. 1. Aufbau und Meßanordnung der IBC-Elektrode

---

[1] Hydroxyäthylmethacrylat

Reduktionsstrom wird von dem Meßgerät angezeigt, wobei eine Eichung in mmHg erfolgt.
Die bipolare Elektrode der Firma Hoffmann-La Roche enthält in einem 0,6 bis 0,8 mm
starkem Polyäthylen-Schlauch eine Kathode aus Silber, eine Anode aus Silber-Silberchlorid
und eine gepufferte Elektrolytlösung (Abb. 2).

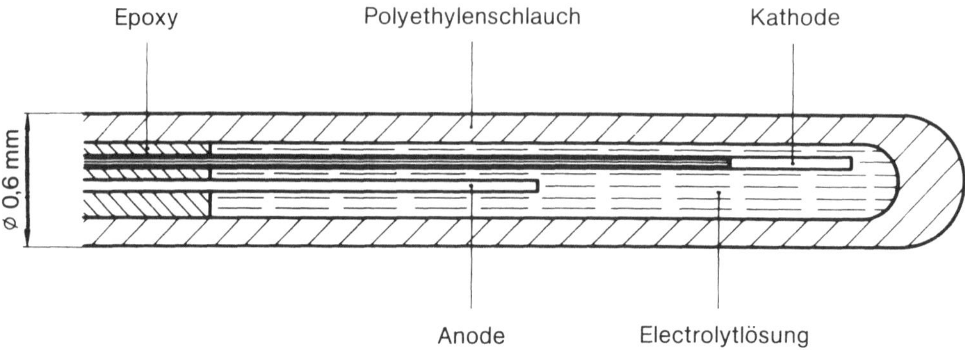


**Abb. 2.** Aufbau der Roche-Elektrode (die Abb. wurde freundlicherweise von Herrn Dr. Mindt, Firma
Hoffmann-La Roche AG, Basel, zur Verfügung gestellt)

### 3.1 Polarogramm und Linearität

*3.1.1 Methodik*

Die experimentellen Untersuchungen wurden in vitro mit Hilfe eines thermostatisierten
künstlichen Kreislaufs vorgenommen, in den ein Oxygenator eingeschaltet war (Abb. 3).
Anfänglich wurde ein Filmoxygenator benutzt, bei weiteren Untersuchungen eine Sci-Med-
Kolobow-Membran-Lunge 0800-2A. Mit Hilfe eines Nebenschlusses war es möglich, sprunghafte Änderungen der Gaspartialdrucke in der zirkulierenden Flüssigkeit (zumeist 0,9%ige
NaCl-Lösung) hervorzurufen und auf diese Weise die Einstellzeiten der Elektroden zu
messen. Neben den firmenseitig vorgesehenen Meßvorrichtungen wurden in einem Teil
der Untersuchungen zur Erzeugung variabler Polarisationsspannungen eine batteriebetriebe-
ne Spannungsquelle und zur Messung des Reduktionsstromes ein Nanoamperemeter der
Fa. Knick benutzt.

Die kontinuierliche Aufzeichnung der Meßwerte erfolgte mit Mehrkanal-Registriergeräten
der Fa. Rikadenki.

Die Untersuchungen wurden zum Teil bereits publiziert [67, 68, 76, 76a].

*3.1.2 Ergebnisse*

Das in Abbildung 4 dargestellte Polarogramm der IBC-Elektrode in isotoner NaCl-Lösung bei
einer Strömungsgeschwindigkeit von 12 cm/s läßt nur ein angedeutetes Plateau zwischen 700
und 900 mV erkennen, das sich bei höheren $PO_2$-Werten zunehmend verwischt. Bei der in-
vitro-Prüfung auf Linearität ergab die IBC-Elektrode im oberen Anteil des Meßbereichs ab
400 mmHg zu hohe Meßwerte (Überschätzung der $PO_2$-Werte um maximal 11%, s. Abb. 5),

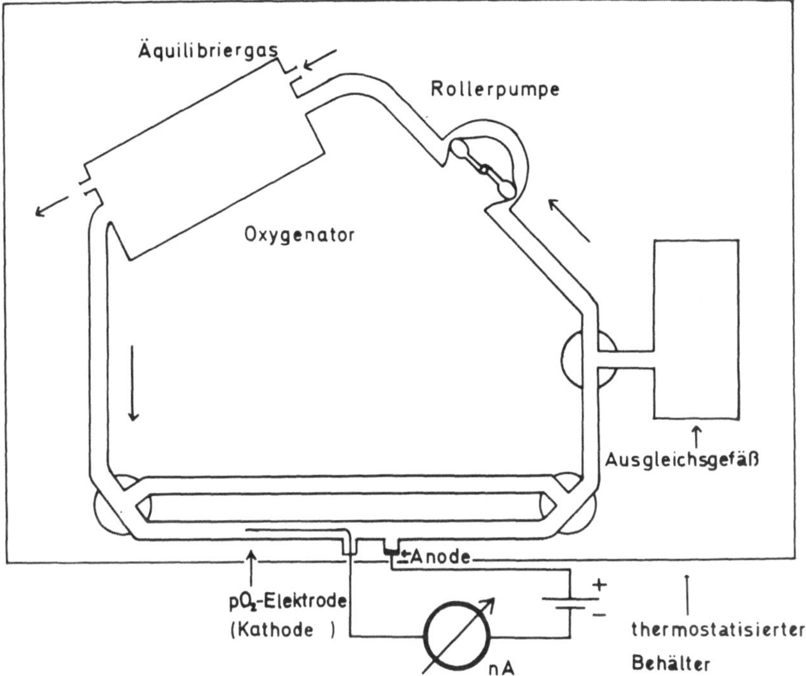


**Abb. 3.** Künstlicher Kreislauf mit Oxygenator zur in-vitro-Prüfung von $PO_2$-Elektroden

während die Roche-Elektrode im oberen Anteil zu niedrige Meßwerte lieferte (Unterschätzung der $PO_2$-Werte um maximal 6%, s. Abb. 6). Im Bereich unter 400 mmHg zeigen
beide Elektroden ein annähernd lineares Verhalten. Das Nullstromäquivalent (Berechnung s.
Anhang) der IBC-Elektrode beträgt 0,6 mmHg, das der Roche-Elektrode 0,5 mmHg.

### 3.1.3 Diskussion

Während das Polarogramm der Roche-Elektrode (Abb. 7) in der Gasphase ein breites Plateau
zwischen Polarisationsspannungen von 600 bis 1000 mV zeigt, das für Makroelektroden
typisch ist, läßt das Polarogramm der IBC-Elektrode nur im unteren Bereich eine angedeute-
te Plateaubildung erkennen. Die Unlinearität der IBC-Elektrode im hyperoxischen Bereich
ist wahrscheinlich darauf zurückzuführen, daß der erhöhte Sauerstoffumsatz bei Hyperoxie
an der Kathode zu einer verstärkten Freisetzung von $OH^-$-Ionen führt, die den Quellungszustand und damit die Diffusionseigenschaften der Hydron-Membrane verändern [245].

Die Diskrepanz zwischen den Ergebnissen von Eberhard et al. [38], die eine Linearität
der Roche-Elektrode bis zu einer $O_2$-Konzentration von 96,6% gefunden haben (Abb. 7),
und den eigenen Ergebnissen ist möglicherweise darauf zurückzuführen, daß die erstgenannten Untersuchungen in der Gasphase und die eigenen Untersuchungen in Flüssigkeit vorgenommen wurden. Sehr viele der gebräuchlichen bipolaren Clark-Elektroden zeigen im
hyperoxischen Bereich eine Unlinearität mit deutlicher Unterschätzung der $PO_2$-Werte
[80, 89, 103]. Die Ursache dieser Unlinearität ist bisher nicht endgültig geklärt. Hahn et al.

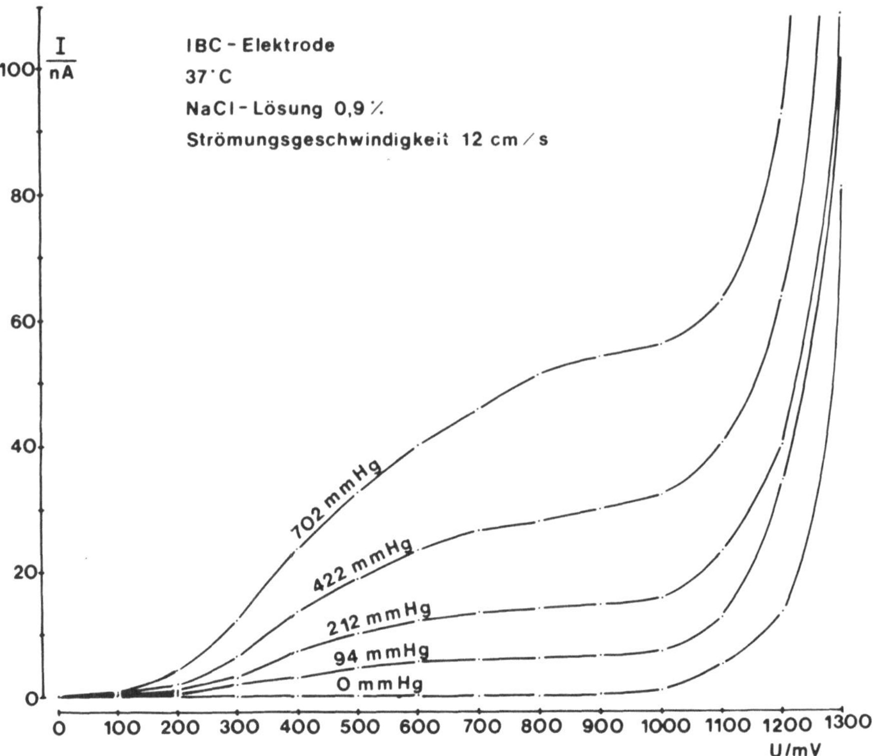


**Abb. 4.** Polarogramm der IBC-Elektrode

[80] diskutieren einen Speichereffekt von Wasserstoffperoxydionen. Durch hohe pH-Werte der Elektrolytlösung und hohe Polarisationsspannungen konnten diese Autoren eine Verbesserung der Linearität erzielen. Bei Messungen im Blut könnte eine zusätzliche Unlinearität dadurch hervorgerufen werden, daß die O$_2$-Diffusionszone und damit der O$_2$-Diffusionsgradient in der Umgebung der Elektrode bei Hypoxämie und Normoxämie wegen der Freisetzung von reichlich Sauerstoff aus den Erythrozyten relativ schmal ist, jedoch der Diffusionsgradient bei Hyperoxie wegen des Verlaufs der O$_2$-Bindungskurve weitgehend vom physikalisch gelösten Sauerstoff abhängt und damit zunimmt [143, 159, 234, 237]. Nach Mapleson et al. [178] ist die Unlinearität auf eine verlängerte Einstellzeit bzw. eine unvollständige Einstellung der PO$_2$-Elektrode nach Änderung der O$_2$-Konzentration zurückzuführen. Dieser Faktor kann in unseren Untersuchungen weitgehend ausgeschlossen werden, da nach Änderung der O$_2$-Konzentration mindestens 30 min bis zur Ablesung der Meßwerte gewartet wurde.

Wegen der Unlinearität der PO$_2$-Elektroden sollte bei Messungen im hyperoxischen Bereich grundsätzlich eine zusätzliche Eichung in Nähe des zu erwartenden Meßwertes durchgeführt werden. Diese Forderung gilt sowohl für intravasale PO$_2$-Elektroden als auch für diskontinuierlich messende Blutgasanalysatoren.

**Elektroden-Meßwerte**

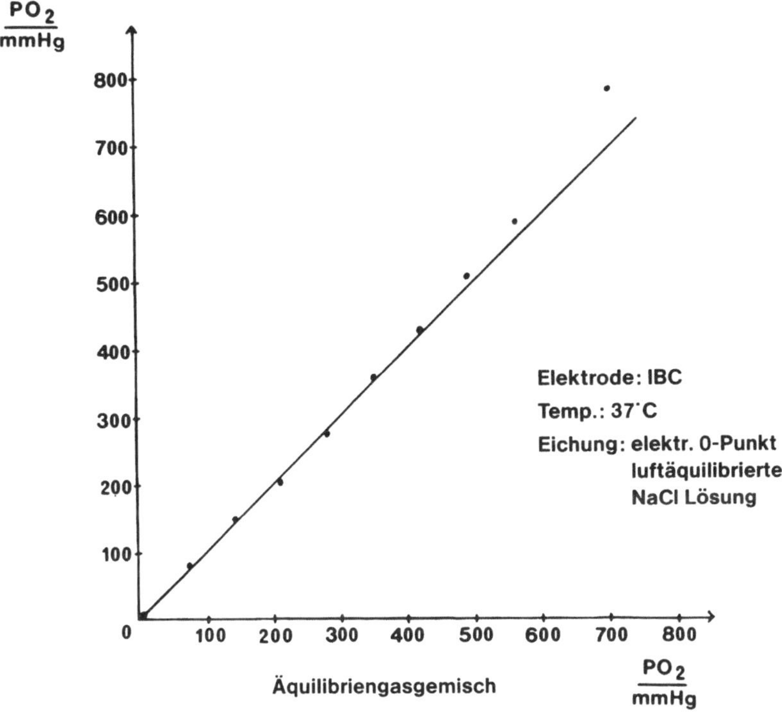



**Abb. 5.** In-vitro-Prüfung der IBC-Elektrode auf Linearität

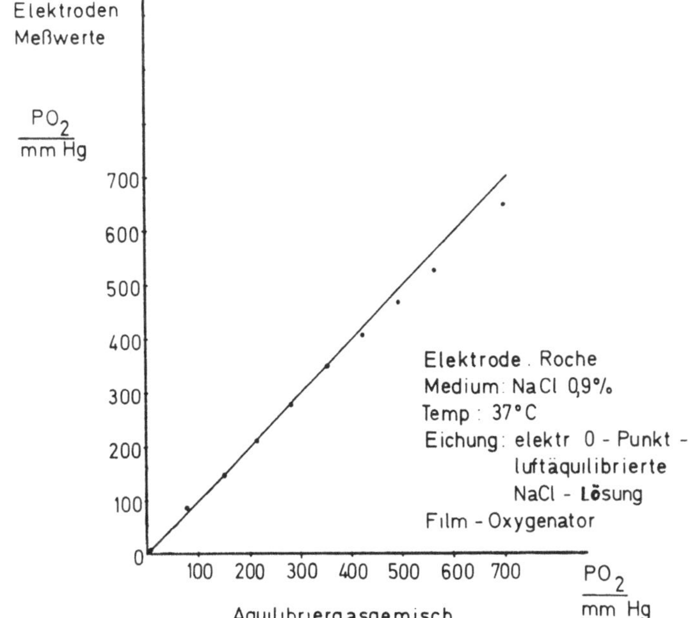



**Abb. 6.** In-vitro-Prüfung der Roche-Elektrode auf Linearität

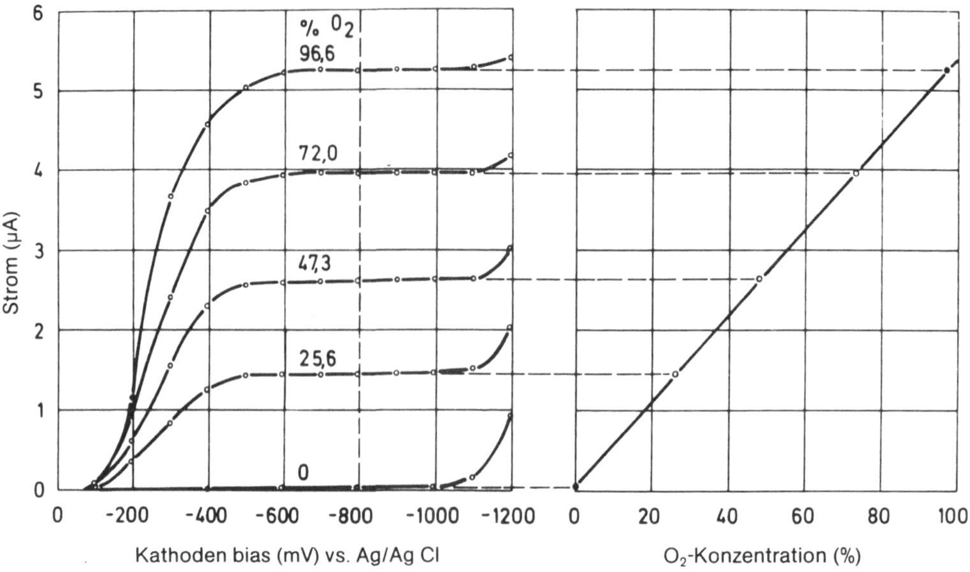


**Abb. 7.** Polarogramm und Linearität der Roche-Elektrode in der Gasphase (die Abbildung wurde freundlicherweise von Herrn Dr. Mindt, Firma Hoffmann-La Roche AG, Basel, zur Verfügung gestellt)

## 3.2 Einstellverhalten

### 3.2.1 Methodik

Die Einstellzeit der Elektroden wurde bestimmt, nachdem der künstliche Kreislauf zunächst mindestens 30 min unter Umgehung des die Elektroden enthaltenden Abschnittes über den Nebenschluß perfundiert wurde, wobei gleichzeitig mit einer geänderten Sauerstoffkonzentration äquilibriert wurde. Vorversuche hatten ergeben, daß diese Äquilibrierungszeit für einen vollständigen Angleich des Sauerstoffpartialdrucks in der Perfusionsflüssigkeit an das Äquilibriergas ausreichend war. Der die Elektroden enthaltende Abschnitt des Kreislaufs wurde dann in die Zirkulation eingeschaltet. Anschließend wurde die Änderung des Reduktionsstroms bis zur Einstellung eines über mindestens 5 min stabilen Endwertes registriert. Die Zeit zwischen dem Beginn der Perfusion und der Einstellung von 90% des Endwertes wurde als t$_{90}$-Einstellzeit bestimmt.

### 3.2.2 Ergebnisse

Untersuchungen an 5 fabrikneuen IBC-Elektroden ergaben bei Einmischung von 20,9 auf 100% O$_2$ und Ausmischung von 100% auf 20,9% Einstellzeiten von 46 bis 100 s (Mittelwert 73,2 s). Demgegenüber fand sich bei 6 IBC-Elektroden nach einer in-vivo-Meßdauer von 5 bis 76 h eine signifikante Verlängerung der Einstellzeit auf 120 bis 195 s (Mittelwert 156,5 s) (p $<$ 0,01, U-Test nach Wilcoxon, Mann und Whitney).

Abbildung 8 zeigt das Einstellverhalten der IBC-Elektrode in halblogarithmischer Darstellung. Der Einstellverlauf folgt einer multiexponentiellen Funktion. Es ist zu erkennen,

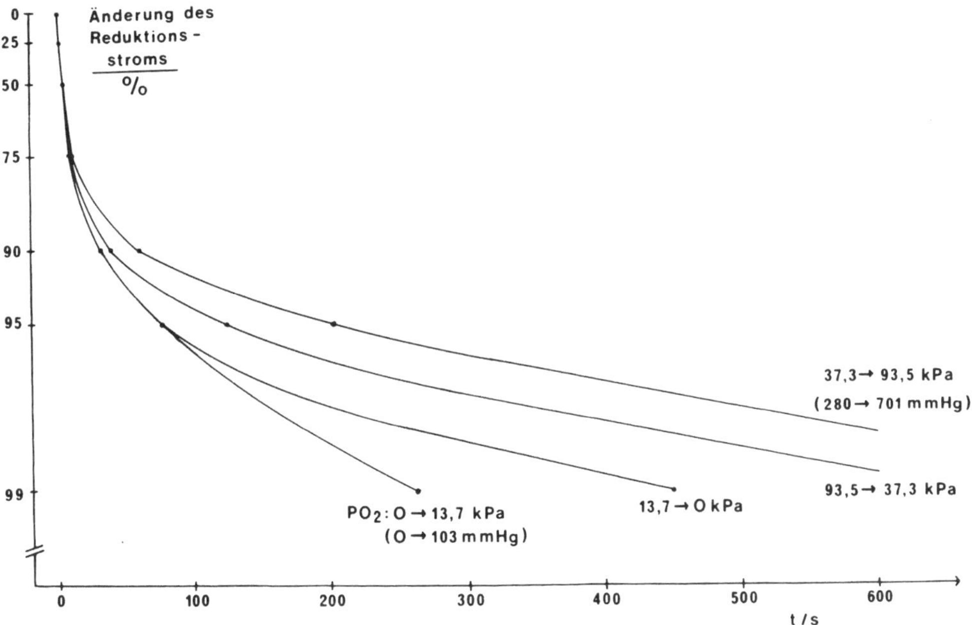



**Abb. 8.** Einstellverhalten der IBC-Elektrode in vitro (NaCl-Lösung 0,9%) bei sprunghafter Änderung des $O_2$-Partialdrucks

daß die ersten 75% des Einstellvorganges innerhalb von etwa 10 s erreicht werden. Danach kommt es zu einer deutlichen Verlangsamung des Einstellvorganges, wobei diese Verlangsamung sich besonders im hyperoxischen Bereich und bei Rückkehr von höheren auf niedrigere $O_2$-Partialdrucke auswirkt.

Vier Untersuchungen an der Roche-Elektrode ergaben $t_{90}$-Einstellzeiten von 71 bis 98 s (Mittelwert 81 s).

## 3.2.3 Diskussion

Für die IBC-Elektrode wurde in der Literatur eine 90% Einstellzeit von 15 s [208] bzw. eine 95% Einstellzeit von 45 s [245] angegeben. Unsere Meßwerte liegen demgegenüber in einem höheren Bereich. Im Vergleich zu anderen in der Literatur beschriebenen Elektroden (Tabelle 3) sind die Einstellzeiten beider Elektroden relativ lang. Hierbei muß jedoch berücksichtigt werden, daß die Eigenschaften einer kurzen Einstellzeit einerseits und einer geringen Konvektionsabhängigkeit, einer hohen Stabilität und eines geringen Durchmessers der Elektrode andererseits einander entgegengesetzt sind [145, 146]. Kurze Einstellzeiten von wenigen Sekunden wurden bisher bei intravasalen Elektroden mit einem Durchmesser unter 0,5 mm nicht erreicht.

Für die intensivmedizinische $PO_2$-Überwachung erscheint die Einstellzeit der vorliegenden Elektroden ausreichend, da die zu erwartenden klinisch relevanten $PO_2$-Änderungen ohne wesentlichen Amplitudenverlust registriert werden können. Abbildung 9a zeigt den $PaO_2$-Anstieg bei einer 38jährigen beatmeten Patientin mit einer Schlafmittelintoxikation

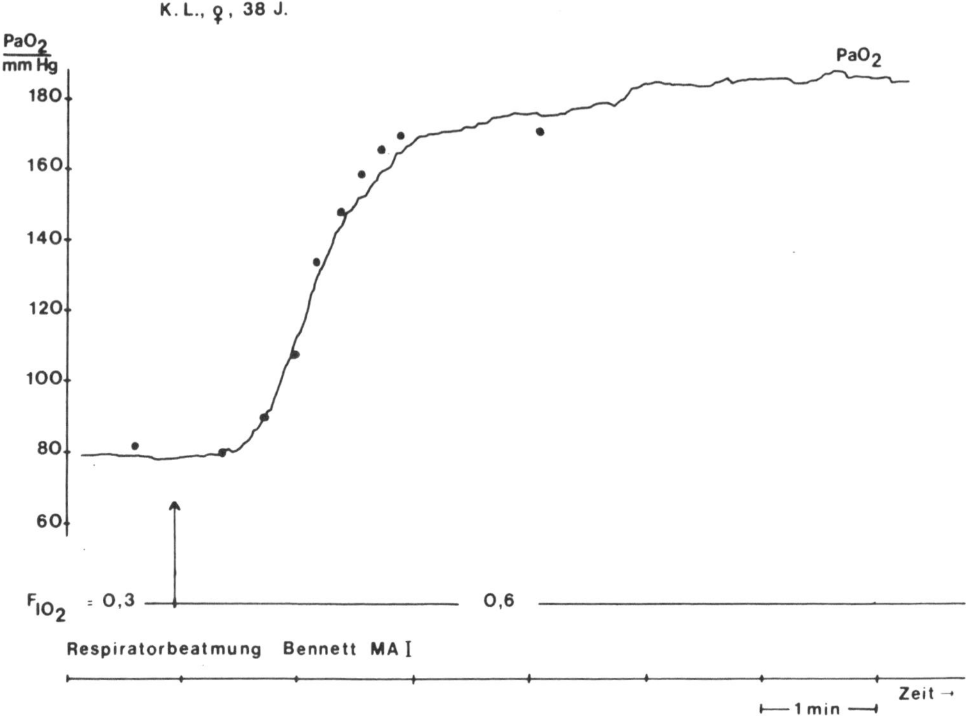


**Abb. 9a.** Einstellverhalten der IBC-Elektrode in vivo (21 h nach Beginn der kontinuierlichen $PO_2$-Messung). Die Punkte stellen diskontinuierliche Vergleichsmessungen dar

und einem Lungenödem nach Erhöhung der inspiratorischen Sauerstoffkonzentration. Diskontinuierlich ermittelte $PO_2$-Werte im arteriellen Blut sind als Punkte dargestellt. Es ist zu erkennen, daß die IBC-Elektrode den relativ trägen $PO_2$-Anstieg ohne wesentliche Verzögerung wiedergibt. Bei rascheren $PO_2$-Einmischverläufen, die bei Patienten mit weitgehend ungestörter Lungenfunktion gefunden wurden, fielen allerdings Verzögerungen des kontinuierlich registrierten $PO_2$-Kurvenverlaufs gegenüber den diskontinuierlichen Werten auf. Aufgrund der Einstellcharakteristik der IBC-Elektrode ist mit einer zunehmenden Dämpfung von $PO_2$-Schwankungen oberhalb einer Grenzfrequenz von 0,5 bis 1/min zu rechnen.

Eine Verlängerung der Einstellzeit mit zunehmender Liegedauer der Elektrode wurde auch von Goddard et al. [64] bei der von Parker et al. [198, 199] entwickelten $PO_2$-Elektrode beobachtet. Die Ursache der Verlängerung ist wahrscheinlich in Veränderungen der Membraneigenschaften, Auflagerungen eines Proteinfilmes auf der Elektrodenoberfläche und möglicherweise auch in chemischen Veränderungen der Kathodenoberfläche zu sehen. Die klinische Bedeutung dieser Veränderungen liegt darin, daß $PO_2$-Schwankungen nach längerer Liegedauer der Elektrode nur noch sehr träge und mit verminderter Amplitude aufgezeichnet werden. Abbildung 9b zeigt den Effekt einer Erhöhung der inspiratorischen Sauerstoffkonzentration bei derselben Patientin wie Abbildung 9a, wobei die Untersuchung in Abbildung 9b 27 h nach der von Abbildung 9a vorgenommen wurde. Insgesamt hatte die Elektrode in Abbildung 9b 48 h gemessen. Die Änderung des $PaO_2$ wird nur sehr träge und

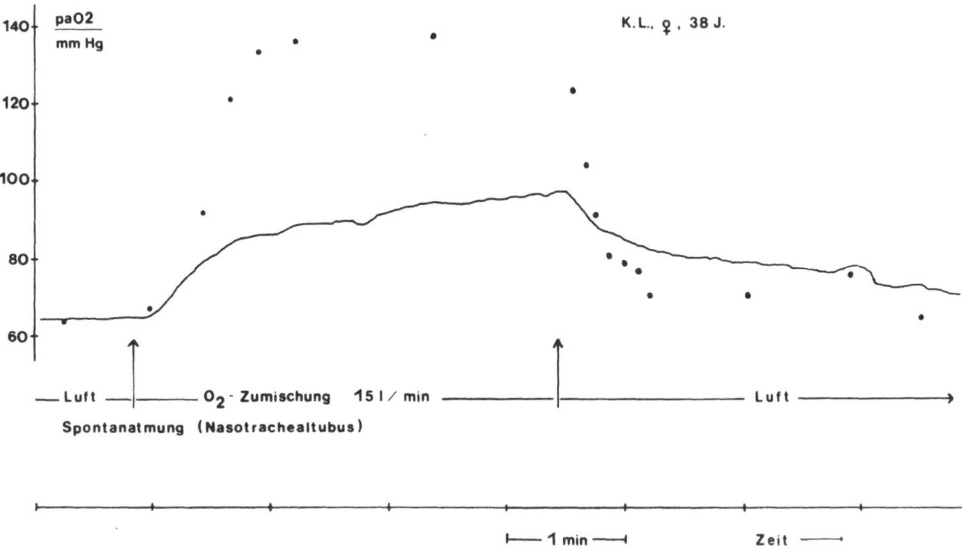



**Abb. 9b.** Stark verzögerte Einstellung der $PO_2$-Elektrode nach längerer in-vivo-Messung (27 Stunden nach Abb. 9a)

mit erheblichem Amplitudenverlust wiedergegeben. Als Ursache dieses Verhaltens kommt neben den genannten Faktoren auch eine Perforation der Elektrode durch die Gefäßwand in Betracht. Bei der klinischen Anwendung der $PO_2$-Elektroden sind derartige Veränderungen der Meßeigenschaften nur durch mehrfache Vergleichsuntersuchungen mit diskontinuierlich gefundenen $PO_2$-Werten bei Variationen des arteriellen $PO_2$ nachweisbar.

Eine Verlangsamung des Einstellvorganges in den letzten 20 bis 25% der $PO_2$-Änderung wurde bei verschiedenen Elektroden beschrieben. Als Ursache wird eine ungleichmäßige $O_2$-Diffusion in den verschiedenen Regionen der Elektrodenmembrane und der Elektrolytschicht diskutiert [171].

Die Verlangsamung des Einstellvorganges der IBC-Elektrode nach Erreichen von etwa 75% der $PO_2$-Änderung und bei hohen $O_2$-Partialdrucken kann bei der $PO_2$-Messung einen Hystereseeffekt vortäuschen. Besonders beim Übergang auf hohe $O_2$-Partialdrucke und bei Rückkehr vom hohen $O_2$-Partialdruck auf normoxämische $PO_2$-Werte ließ die IBC-Elektrode auch in-vivo eine verzögerte Einstellung erkennen.

Das Einstellverhalten der IBC-Elektrode wird außerdem von der Richtung der Sauerstoffkonzentrationsänderung beeinflußt: Die Einstellzeit ist beim Anstieg der $O_2$-Konzentration signifikant länger als beim Abfall. Ferner kann durch eine Erhöhung der Polarisationsspannung die Einstellzeit verkürzt werden, wobei allerdings mit einer Zunahme der Unlinearität der Elektrode gerechnet werden muß [76].

## 3.3 Temperaturabhängigkeit

### 3.3.1 Methodik

Der Reduktionsstrom der Elektroden wurde bei Luftäquilibrierung und ansteigenden Temperaturen der Perfusionsflüssigkeit (NaCl-Lösung 0,9%) im künstlichen Kreislauf gemessen.

### 3.3.2 Ergebnisse

Bei zwei fabrikneuen IBC-Elektroden fanden sich Temperaturkoeffizienten von 1,3%/°C bzw. 1,8%/°C bezogen auf 37 °C. Demgegenüber zeigte die Roche-Elektrode einen Temperaturkoeffizienten von 3,2%/°C.

### 3.3.3 Diskussion

Aus den experimentellen Ergebnissen von Shinmaru et al. [231] lassen sich bei zwei verschiedenen IBC-Elektroden Temperaturkoeffizienten von 0,65 bis 1,4%/°C errechnen. Diese Werte stimmen größenordnungsmäßig mit den eigenen Ergebnissen überein. Demgegenüber wurde von Harris und Nugent [84, 85] für die IBC-Elektrode ein Temperaturkoeffizient von 3%/°C angegeben, wobei nicht mitgeteilt wurde, auf welche Temperatur dieser Wert bezogen wurde. Mindt [187a] hat für die Roche-Elektrode eine Temperaturabhängigkeit von 4%/°C angegeben. Die Temperaturabhängigkeit wird weitgehend durch die Elektrodenmembrane bestimmt. Andere bipolare $PO_2$-Elektroden zeigen ähnliche Temperaturkoeffizienten (Tabelle 3, S. 30–32). Die klinische Bedeutung der Temperaturabhängigkeit liegt darin, daß stärkere Schwankungen der Körpertemperaturen, die bei Intensivpatienten häufig vorkommen, deutliche Änderungen der Elektrodenempfindlichkeit hervorrufen. Ein Temperaturanstieg von 37 °C auf 39 °C würde bei der IBC-Elektrode bei einem $PO_2$-Wert von 70 mmHg zu einer Überschätzung des $PO_2$ um etwa 2 mmHg, bei der Roche-Elektrode zu einer Überschätzung um etwa 4 mmHg führen.

## 3.4 Abhängigkeit von der Wasserstoff-Ionen-Konzentration

### 3.4.1 Methodik

Durch Zusatz von 0,1 normaler Salzsäure und 0,1 molarer Tri-(hydroxymethyl-)aminomethan-Lösung in unterschiedlichem Verhältnis zu der als Perfusionsflüssigkeit verwendeten Kochsalzlösung wurden in dem künstlichen Kreislauf pH-Werte von 6,9 bis 7,8 erzeugt. Die pH-Werte wurden mit einer Radiometer-Glas-Elektrode G 297/G2 gemessen. Untersucht wurde der Reduktionsstrom der IBC- und der Roche-Elektrode in Abhängigkeit von dem pH-Wert bei einer Äquilibrierung der Perfusionsflüssigkeit mit nachgereinigtem Stickstoff und mit 14% $O_2$ in $N_2$.

### 3.4.2 Ergebnisse

Die IBC-Elektrode zeigt bei Messung in der sauerstoffhaltigen Perfusionslösung eine pH-Abhängigkeit des Reduktionsstroms von −0,46%/0,1 pH-Einheit (bezogen auf einen pH-Wert von

7,4). Die Roche-Elektrode läßt demgegenüber im Meßbereich über 7,0 keine eindeutige pH-Abhängigkeit erkennen. Der Nullstrom beider Elektroden wird durch pH-Änderungen in dem genannten Bereich nicht beeinflußt.

### 3.4.3 Diskussion

Die eigenen Ergebnisse stimmen mit denen von Harris und Nugent [84, 85] überein, die bei der IBC-Elektrode zwischen pH-Werten von 6,8 und 8,2 einen Abfall der $PO_2$-Anzeige um durchschnittlich 7% entsprechend −0,5%/0,1 pH-Einheit nachgewiesen haben. Tsao und Vadnay [251] haben bei einer ähnlichen Versuchsanordnung, bei der Kathode und Anode abweichend von dem Clark'schen Elektrodenaufbau separat hinter getrennten Membranen angebracht waren, ebenfalls eine pH-Abhängigkeit beobachtet, die in einem Bereich von −1%/0,1 pH-Einheit lag. Eine pH-Abhängigkeit könnte theoretisch aus der Reaktionsgleichung der elektrochemischen $O_2$-Reduktion (s. 1.1) abgeleitet werden. Experimentell fand sich jedoch nur eine geringe oder fehlende pH-Abhängigkeit der polarographischen $PO_2$-Messung [102]. Bei Messung in Phosphatpufferlösungen war bei der IBC-Elektrode eine pH-Abhängigkeit von etwa −2%/0,1 pH-Einheit aufgefallen [68]. Möglicherweise ist das unterschiedliche Verhalten auf Interaktionen der Phosphatpufferlösung mit der Silber-Silberchlorid-Anode oder der Hydron-Membrane zurückzuführen.

Bei bipolaren Clark-Elektroden ist die pH-Abhängigkeit durch geeignete Wahl des Elektrolytpuffers im physiologisch interessierenden Bereich im allgemeinen weitgehend aufgehoben. Die fehlende pH-Abhängigkeit der Roche-Elektrode ist hierfür ein Beispiel.

## 3.5 Beeinflussung durch den $CO_2$-Partialdruck

### 3.5.1 Methodik

Eine als Perfusionslösung für den künstlichen Kreislauf dienende Phosphatpufferlösung wurde mit nachgereinigtem Stickstoff sowie mit $N_2$-$CO_2$-Gemischen äquilibriert, die $CO_2$ in Konzentrationen von 3,01, 5,20 und 9,03% enthielten. Nach mindestens 30minütiger Äquilibrierdauer wurde jeweils der Reduktionsstrom der $PO_2$-Elektrode bestimmt. Weiterhin wurde in dem künstlichen Kreislauf eine Kochsalzlösung, die mit Tris-HCl-Puffer versetzt war, mit einem Gasgemisch von 15,07% $O_2$ und 4,96% $CO_2$ in Stickstoff äquilibriert. Nach Messung des pH-Wertes der Lösung und des Reduktionsstromes der Elektrode wurde diese mit einem Gasgemisch von 12% $O_2$ in $N_2$ und mit Luft geeicht, wobei mittels Tris-Puffer der gleiche pH-Wert eingestellt wurde, der während der Messung der $CO_2$-haltigen Lösung bestanden hatte. Die Untersuchungen wurden nur an der IBC-Elektrode durchgeführt.

### 3.5.2 Ergebnisse

Der Nullstrom der $PO_2$-Elektrode wird durch die angegebenen $CO_2$-Konzentrationen und die damit verbundenen Änderungen der Wasserstoffionenkonzentration in einem pH-Bereich von 6,99 bis 7,35 nicht beeinflußt. $CO_2$-Konzentrationen im physiologischen Bereich führen bei Berücksichtigung der mit der $CO_2$-Zumischung verbundenen Zunahme der Wasserstoffionenkonzentration auch zu keiner signifikanten Änderung der Empfindlichkeit der $PO_2$-Elektrode. Eine von der Wasserstoffionenkonzentration unabhängige Beeinflussung der $PO_2$-Messung durch den $CO_2$-Partialdruck konnte demnach nicht nachgewiesen werden.

## 3.6 Beeinflussung durch die Osmolalität

### 3.6.1 Methodik

Als Perfusionsflüssigkeit des künstlichen Kreislaufs wurde eine 0,45%ige NaCl-Lösung benutzt, die mit Glukose in ansteigender Konzentration versetzt wurde, so daß eine Änderung der kryoskopisch bestimmten Osmolalität von 161 bis 428 mosm/kg erzielt wurde. Die Messungen erfolgten bei Luftäquilibrierung und 37 °C.

### 3.6.2 Ergebnisse und Diskussion

Eine Abhängigkeit des Reduktionsstroms der IBC-Elektrode von der Osmolalität konnte nicht nachgewiesen werden. Dieses Ergebnis steht im Gegensatz zu den Angaben von Harris und Nugent [84, 85], die bei Änderungen der Osmolalität von 300 auf 600 mosm/kg einen Abfall der $PO_2$-Anzeige um durchschnittlich 7,4% beobachtet haben. Eine Abhängigkeit des Reduktionsstromes von ansteigenden Harnstoffkonzentrationen (0 bis 500 mg/100 ml) konnte ebenfalls nicht nachgewiesen werden.

## 3.7 Beeinflussung durch hydrostatischen Druck und Druckänderung

Durch Stenosierung des ableitenden Schenkels des künstlichen Kreislaufs wurden mittlere statische Drucke von 0 bis 300 mmHg erreicht. Die Druckwerte wurden mit einem Druckwandler Statham P23Db gemessen. Gleichzeitig wurden die durch die Roller-Pumpe erzeugten Druckschwankungen ebenso wie der Reduktionsstrom kontinuierlich registriert. Die Messungen erfolgten bei Luftäquilibrierung und 37 °C. Untersucht wurde nur die IBC-Elektrode.

Die Untersuchungen ergaben keinen meßbaren Einfluß des statischen Druckes und der Druckschwankungen auf den Reduktionsstrom. Diese Ergebnisse stimmen mit denen von Harris und Nugent [84, 85] publizierten Daten überein.

## 3.8 Konvektionsabhängigkeit

### 3.8.1 Methodik

Durch Änderung der Drehzahl der Rollerpumpe wurden unterschiedliche Strömungsgeschwindigkeiten in dem künstlichen Kreislauf erzeugt. Die Messungen erfolgten mit isotonischer Kochsalzlösung bei Luftäquilibrierung und 37 °C.

### 3.8.2 Ergebnisse

Messungen an acht IBC-Elektroden zeigen einen konstanten Reduktionsstrom oberhalb einer linearen Strömungsgeschwindigkeit von 22 cm/s. Unterhalb dieses Bereiches fällt der Reduktionsstrom ab. Er beträgt bei Stillstand der Perfusionsflüssigkeit nur noch durchschnittlich 94% des Wertes, der oberhalb einer Strömungsgeschwindigkeit von 22 cm/s gemessen wurde (Abb. 10).

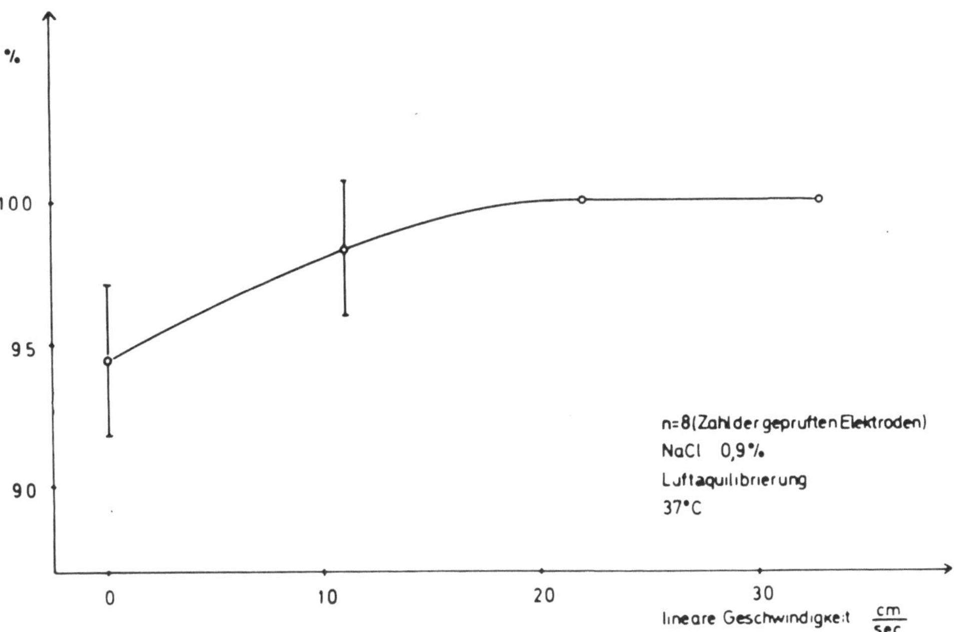


**Abb. 10.** Konvektionsabhängigkeit (Abhängigkeit von der Strömungsgeschwindigkeit) der IBC-Elektrode

### 3.8.3 Diskussion

Harris und Nugent [84, 85] haben im Gegensatz zu unseren Untersuchungen keine Konvektionsabhängigkeit der IBC-Elektrode festgestellt. Shinmaru et al. [231] fanden demgegenüber bei einer Meßtemperatur von 24 °C einen Abfall des Reduktionsstromes bei unbewegter Perfusionsflüssigkeit um etwa 19% gegenüber einer mit mindestens 5 cm/s strömenden Flüssigkeit. Die Unterschiede zu den eigenen Ergebnissen sind möglicherweise auf die unterschiedlichen Meßtemperaturen und eine unterschiedliche Strömungscharakteristik zurückzuführen. Eberhard et al. [38] fanden bei der Roche-Elektrode bei einer Strömungsgeschwindigkeit von 5 bis 45 cm/s eine Verminderung des Reduktionsstromes um max. 2% gegenüber einer höheren Strömungsgeschwindigkeit.

Die Spitzengeschwindigkeit des in den Arterien pulsatil strömenden Blutes beträgt: in der Aorta abdominalis 21 cm/s, in der Arteria iliaca 54,6 cm/s, in der Arteria femoralis 34,1 cm/s und in der Arteria brachialis 29,6 cm/s [238]. In der frühen Diastole kommt die Strömung in der Arteria iliaca, femoralis und brachialis annähernd zum Stillstand. Eine wesentliche Beeinflussung der $PO_2$-Messung mit den von uns untersuchten Elektroden durch die pulsatile Blutströmung ist nicht zu erwarten, da diese Elektroden relativ träge sind und die mittlere Blutströmung in den genannten Arterien oberhalb des Bereiches liegt, der zu einem deutlichen Abfall des Reduktionsstromes führen würde. Bei Messungen in kleineren Arterien, die durch die eingeführte Elektrode zusätzlich teilweise obstruiert sind, ist jedoch eine Beeinflussung durch einen reduzierten Blutstrom denkbar. Bei Elektroden mit kurzer Einstellzeit und höherer Konvektionsabhängigkeit ist mit Artefakten durch die pulsatile Blutströmung zu rechnen.

## 3.9 Abhängigkeit von der Meßdauer (Drift)

### 3.9.1 Methodik und statistische Auswertungsverfahren

Die Drift der Elektrode (Abweichung des Meßwertes vom Referenzwert in Abhängigkeit von der Meßdauer der Elektrode) wird verursacht durch eine Änderung der Elektrodenempfindlichkeit (Definition und Berechnung s. Anhang) und eine Nullstromänderung. Untersucht wurde in vitro und in vivo die Gesamt-Drift der Elektrode. Außerdem wurden die Empfindlichkeit und das Nullstromäquivalent von Elektroden nach unterschiedlich langer in-vivo-Liegedauer gemessen.

Zur Bestimmung der in-vitro-Drift der Elektroden wurde eine kontinuierliche Registrierung des Reduktionsstromes bei luftäquilibrierter 0,9%iger NaCl-Lösung und 37 °C vorgenommen. Im Langzeitversuch wurde eine Korrektur der Meßwerte entsprechend den aktuellen Luftdruckänderungen durchgeführt.

Zur Prüfung der in-vivo-Drift wurden bei 45 Patienten 271 Vergleichsmessungen zwischen den kontinuierlichen PO$_2$-Werten und diskontinuierlich mittels einer Radiometer-Elektrode gewonnenen Meßwerten innerhalb von 12 Stunden nach Eichung der IBC-Elektrode vorgenommen. Die prozentuale Abweichung dieser Werte voneinander wurde in drei Intervallen zu je 4 Stunden gemittelt.

Die statistische Auswertung erfolgte wie alle sonstigen statistischen Berechnungen dieser Studie nach Übertragung der Meßwerte auf Lochkarten auf einer elektronischen Datenverarbeitungsanlage der Universität Düsseldorf unter Verwendung von SPSS-Programmen [192].

### 3.9.2 Ergebnisse

Die in-vitro-Drift betrug in drei Kurzzeitversuchen über 2 bis 6 Stunden bei der IBC-Elektrode 0,97 ± 0,51%/h und bei der Roche-Elektrode 0,34 ± 0,28%/h. Nach einer Meßdauer von 10 Stunden kam es im Langzeitversuch über 75 Stunden bei der IBC-Elektrode zu einer deutlichen Verminderung und Drift auf einen mittleren Wert von 0,18%/h.

In vivo lag die mittlere Abweichung des kontinuierlichen vom diskontinuierlichen PO$_2$-Wert innerhalb von 0 bis 4 Stunden nach durchgeführter Eichung bei 0,93% (n = 171), innerhalb von 4 bis 8 Stunden bei 0,35% (n = 55) und innerhalb von 8 bis 12 Stunden bei 2,5% (n = 45). Aus diesen Beobachtungen läßt sich eine gemittelte Drift von 0,06 bis 0,64%/h errechnen.

Die Empfindlichkeit von vier fabrikneuen IBC-Elektroden lag bei 66,0 ± 18,1 pA/mmHg, das Nullstromäquivalent bei 0,58 ± 0,33 mmHg. Bei sechs Elektroden mit einer in-vivo-Meßdauer von 5 bis 116 Stunden fand sich keine signifikante Änderung der Empfindlichkeit, jedoch eine signifikante Zunahme des Nullstromäquivalentes auf 11,1 ± 7,7 mmHg (p < 0,01, U-Test nach Wilcoxon, Mann und Whitney, Tabelle 1).

### 3.9.3 Diskussion

Die mangelnde Stabilität der Elektrodenempfindlichkeit ist eines der Hauptprobleme der kontinuierlichen PO$_2$-Messung. Durch Bedeckung der Elektrode mit einer O$_2$-durchlässigen Membrane kommt es zwar zu einer beträchtlichen Stabilitätssteigerung, eine klinisch bedeutsame Drift konnte jedoch hierdurch in den bisherigen Entwicklungen von kontinuierlich

**Tabelle 1.** Empfindlichkeit und Nullstromäquivalent der IBC-Elektrode in Abhängigkeit von der Liegedauer

| Nr. | Liegedauer h | Empfindlichkeit pA/mmHg | Nullstromäquivalent mmHg |
|---|---|---|---|
| 1 | 0 | 52,9 | 0,2 |
| 2 | 0 | 60,7 | 0,8 |
| 3 | 0 | 92,8 | 0,4 |
| 4 | 0 | 57,7 | 0,9 |
| $\bar{x}$ | 0 | 66,0 | 0,58 |
| s | 0 | ± 18,1 | ± 0,33 |
| 5 | 5,0 | 111,4 | 14,2 |
| 6 | 46,5 | 78,0 | 5,7 |
| 7 | 49,4 | 51,0 | 8,7 |
| 8 | 50,5 | 47,2 | 25,0 |
| 9 | 100,8 | 70,4 | 3,5 |
| 10 | 116,5 | 147,8 | 9,3 |
| $\bar{x}$ | 61,5 | 84,3 | 11,1 |
| s | ± 40,6 | ± 38,7 | ± 7,7 |

messenden $PO_2$-Elektroden nicht völlig ausgeschlossen werden. Die Eigenschaften einer kurzen Einstellzeit und einer hohen Stabilität der Elektroden sind einander entgegengesetzt, d.h. Elektroden mit kurzer Einstellzeit neigen zu verstärkter Drift [146]. In den ersten Stunden der Messung ist mit einer erhöhten Drift zu rechnen, im weiteren Verlauf der Messung ab 8 bis 10 Stunden bleibt die in-vitro-Drift relativ konstant.

In vivo war anhand der mittleren Abweichung des kontinuierlichen vom diskontinuierlichen $PO_2$-Meßwert nur eine geringe gerichtete Drift nachweisbar. Hiermit wird jedoch eine Elektrodendrift wechselnder Richtung nicht erfaßt. Diese geht vielmehr in eine Zunahme der Streuung der Elektrodenmeßwerte (s. Kap. 3.10) ein.

Als Ursache der Elektrodendrift kommt neben einer Empfindlichkeitsänderung der Elektrode insbesondere eine Änderung des Nullstroms in Betracht. Im klinischen Routinebetrieb ist eine derartige Änderung des Nullstromes als Ursache einer fehlerhaften Messung kaum erkennbar, da eine Messung des Nullstroms ohne zusätzlichen apparativen Aufwand und insbesondere während der in-vivo-Messung nicht möglich ist. Dem Nullstrom kommt insofern eine besondere Bedeutung zu, als die in-vivo-Elektrodeneichung aus praktischen Erwägungen von der Annahme ausgeht, daß der Nullstrom der Elektrode tatsächlich gleich Null ist. Bei einem beträchtlichen Anstieg des Nullstroms ergibt die übliche in-vivo-Eichung der Elektrode keine ausreichende Meßgenauigkeit mehr.

## 3.10 Korrelation mit diskontinuierlicher $PO_2$-Messung

### 3.10.1 Methodik

Bei 45 Patienten wurden die Ergebnisse der IBC-Elektrode mit diskontinuierlichen Bestimmungen des arteriellen $PO_2$ mittels der Radiometer-Elektrode verglichen (Patientengut s. Kap. 4). Ausgewertet wurden nur Meßwerte innerhalb von 4 Stunden nach der letzten

Eichung. Eine Temperaturkorrektur der diskontinuierlich bestimmten $PO_2$-Werte wurde nicht vorgenommen.

### 3.10.2 Ergebnisse

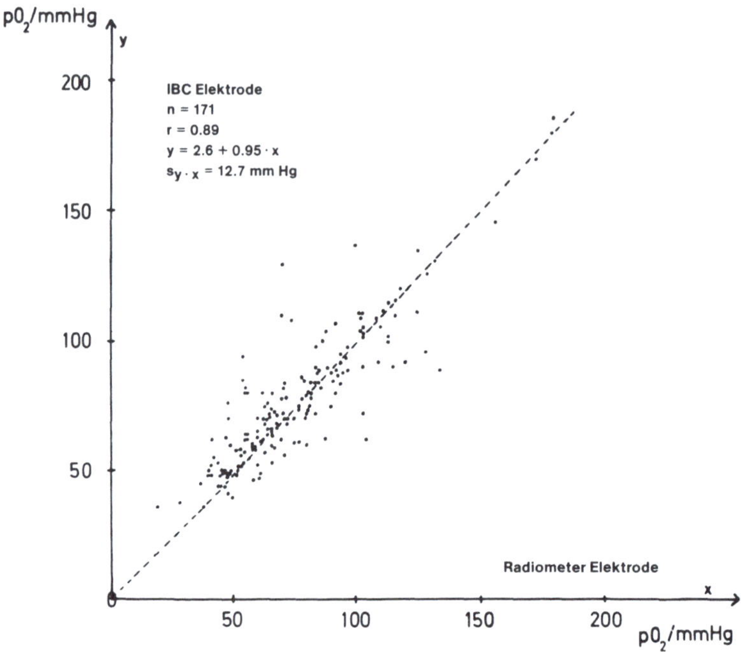


**Abb. 11.** Korrelation der kontinuierlich mittels IBC-Elektrode gemessenen $PO_2$-Werte mit diskontinuierlichen Werten (Radiometer-Elektrode). Die Identitätsgerade ist gestrichelt dargestellt

Abbildung 11 zeigt 171 Vergleichsmessungen, die innerhalb von 4 Stunden nach der letzten Eichung durchgeführt wurden. Der Korrelationskoeffizient beträgt 0,89. Auffällig ist eine deutliche Streuung der Meßwerte mit einem Standardfehler der Schätzung von ±12,7 mmHg (±1,7 kPa). 4 bis 8 Stunden nach durchgeführter Eichung betrug der Standardfehler der Schätzung ±16,5 mmHg (±2,2 kPa) (n = 45), 8 bis 12 Stunden nach der Eichung ±15,9 mmHg (±2,1 kPa) (n = 45). Bei Messungen im hyperoxischen Bereich über 500 mmHg fiel auch in vivo eine erhebliche Unlinearität der IBC-Elektrode mit Überschätzung der $PO_2$-Werte auf.

### 3.10.3 Diskussion

Die beschriebene Streuung entspricht größenordnungsgemäß den Ergebnissen von Harris und Nugent [84, 85] sowie von Gold et al. [77]. In den Standardfehler der Schätzung gehen die Änderungen der Elektrodenempfindlichkeit ein, die auf pH-, Temperatur-, Konvektions-, Hyperoxie- und Drifteinflüsse sowie auf Linearitätsfehler zurückzuführen sind. Außerdem sind wahrscheinlich die Änderungen des Nullstroms und die Verlängerung der Einstellzeit von Bedeutung. Möglicherweise wird die $PO_2$-Messung auch durch Widerstandsänderungen des zwischen der Kathode und Anode liegenden Anteils des Stromkreises (Blut, Gewebe,

Haut) beeinflußt. Diesem Faktor scheint jedoch eine geringere Bedeutung zuzukommen, da die zu erwartenden Änderungen des Hautübergangs- und des Gewebswiderstandes im Größenordnungsbereich von einigen 100 k$\Omega$ liegen [130] und somit klein sind im Vergleich zu der Impedanz des Meßsystems, die nach Sugioka [245] im Bereich von $10^9$ $\Omega$ liegt. Andererseits wird die Streuung auch von den Meßfehlern der diskontinuierlichen $PO_2$-Messung (Tabelle 8) [60, 103, 106] beeinflußt. Diese Meßfehler fallen zweifach ins Gewicht, da — wie ausgeführt — die intravasale Elektrode mit Hilfe der diskontinuierlichen Messung geeicht wird und anschließend eine Überprüfung der kontinuierlichen Messung mittels diskontinuierlicher Kontrolle erfolgt. Gold et al. [77] führen die erhebliche Streuung des Vergleichs der Meßwerte der IBC- und der Radiometer-Elektrode auf die geringe Präzision und Richtigkeit der letzteren zurück.

Die in-vivo festgestellte Unlinearität der IBC-Elektrode bei Hyperoxie überschreitet die in-vitro nachgewiesene Unlinearität in mehreren Fällen beträchtlich. Wahrscheinlich ist die Unlinearität auch in vivo auf eine Änderung des Quellungszustandes der Membrane zurückzuführen. Die Ursache der im Blutstrom verstärkt auftretenden Unlinearität ist jedoch nicht klar. Für den Einsatz der IBC-Elektrode in der intensivmedizinischen Überwachung erscheint diese Eigenschaft weniger bedeutsam, da auch unter Sauerstoffbeatmung bei Intensivpatienten mit Störungen des pulmonalen Gasaustausches selten $PO_2$-Werte über 500 mmHg gemessen werden.

## 3.11 Lebensdauer der Elektroden

Von 78 IBC-Elektroden, die zu kontinuierlichen $PO_2$-Messungen bei 66 Patienten eingesetzt wurden, mußten 16 wegen eines spontan aufgetretenen Elektrodendefektes nach 20 bis 120 Stunden (Mittelwert 84,9 Stunden) entfernt werden. In den übrigen Fällen fand sich bei einer Meßdauer von 2 bis 172 Stunden (Mittelwert 39,5 Stunden) kein Anhalt für einen groben Elektrodendefekt.

Die Elektrodendefekte waren an starken Schwankungen der Meßwertanzeige zu erkennen, die zum Teil in Form eines raschen Anstiegs mit langsamer Rückkehr zum Ausgangswert ohne Zusammenhang mit $PO_2$-Änderungen auftraten. In einigen Fällen war es zu einem Abfall des Reduktionsstromes gekommen, so daß keine Eichung der Elektrode mehr möglich war. Ein anderer Elektrodendefekt war in Form einer stark verlängerten Einstellzeit mit nur träger Anzeige von $PO_2$-Änderungen zu erkennen (Abb. 9b). Eine weitere Fehlermöglichkeit besteht bei der IBC-Elektrode in Isolationsdefekten, die durch unsachgemäße Behandlung der Elektrode mit Beschädigung der Katheteroberfläche hervorgerufen werden, sowie in Isolationsdefekten am Anschlußkontakt des Katheters durch Feuchtigkeit. Nach 2- bis 3tägiger Meßdauer mit der IBC-Elektrode ist mit relevanten Veränderungen der Elektrodeneigenschaften, insbesondere mit einer Verlängerung der Einstellzeit, zu rechnen, so daß die gewonnenen Meßwerte nach dieser Zeit besonders kritisch betrachtet werden müssen.

### 3.12 Rasterelektronenmikroskopische Untersuchungen der Elektrodenoberfläche

Für die Beurteilung der Meßeigenschaften und der Komplikationsrisiken einer intravasalen Elektrode ist die Kenntnis des Verhaltens der Elektrodenoberfläche im Blutstrom von großer Bedeutung. Als Untersuchungsverfahren bot sich die Rasterelektronenmikroskopie an.

#### 3.12.1 Untersuchungsgut und Methodik

Die Untersuchungen wurden an insgesamt 18 IBC-Elektroden nach unterschiedlich langer in-vitro- bzw. in-vivo-Meßdauer vorgenommen. In vivo waren die Elektroden bei 7 Patienten mit obstruktiven Atemwegserkrankungen zu Kurzzeitmessungen über etwa 2 Stunden unter Hypoxie, Hyperoxie und ergometrischer Belastung eingesetzt worden (Nr. 5 bis 11, Tabelle 2a). Die Elektrode war in diesen Fällen nach perkutaner Punktion der Arteria radialis bis in die Arteria brachialis vorgeschoben worden (Methodik s. 4.1). Weiterhin wurde die Elektrode zur kontinuierlichen Langzeitmessung des arteriellen PO$_2$ bei 7 beatmeten und kreislaufinsuffizienten Intensivpatienten über 14 bis 109 Stunden (Mittelwert 63 Stunden) eingesetzt (Nr. 12 bis 18, Tabelle 2a). Bei diesen Patienten war die Elektrode in die Arteria femoralis eingeführt worden, wobei die Spitze der Elektrode bis in die Arteria iliaca communis oder die untere Bauchaorta vorgeschoben wurde (s. 4.1). Der Zwischenraum zwischen der Teflon-Einführungskanüle und der Elektrode wurde kontinuierlich mit einer heparinisierten isotonen NaCl-Lösung gespült (s. 4.1). Bei 4 Intensivpatienten war eine zusätzliche Heparinbehandlung mit 10 000 bis 15 000 I.E./d bei kontinuierlicher intravenöser Applikation durchgeführt worden. Bei den Intensivpatienten bestanden Störungen der Blutgerinnung (Tabelle 2b), die jedoch nicht zu einer klinisch manifesten haemorrhagischen Diathese geführt hatten. Demgegenüber bestand bei den Patienten Nr. 5 bis 11 kein Anhalt für eine Gerinnungsstörung; eine zusätzliche Behandlung mit Antikoagulantien wurde bei diesen Patienten nicht durchgeführt.

Die Elektroden wurden nach Beendigung der Messung vorsichtig durch die im Gefäß liegenden Einführungskanülen zurückgezogen, wobei ein Abstreifen adhärenten thrombotischen Materials vermieden werden sollte.

Elektronenmikroskopische Präparation: Die Elektroden wurden nach 5- bis 10minütiger, vorsichtiger Spülung in isotonischer Kochsalzlösung durch Immersion in 2,5%igem gepufferten Glutaraldehyd über 2 Stunden fixiert und sodann in aufsteigenden Alkohol-Alkohol/Amylacetat-Reihen dehydriert. Nach Trocknung der Proben in einem Critical-Point-Gerät und nach Goldbeschichtung der Elektrodenoberflächen mittels einer Sputteranlage (Hummer) erfolgte die elektronenmikroskopische Untersuchung in einem Rasterelektronenmikroskop JSM-U3 (Jeol).

Zur Abgrenzung von präparationsbedingten Artefakten wurde eine fabrikneue Elektrode lediglich mit Gold beschichtet und untersucht (Nr. 1, Tabelle 2a). Eine weitere fabrikneue Elektrode wurde der gesamten beschriebenen Präparation unterzogen (Nr. 2, Tabelle 2a). Eine dritte Elektrode wurde nach 24stündiger Lagerung in isotoner Kochsalzlösung ohne PO$_2$-Messung mit der beschriebenen Technik präpariert (Nr. 3, Tabelle 2a). Eine weitere Elektrode wurde nach 24stündiger in isotoner Kochsalzlösung vorgenommener invitro-Messung des PO$_2$ untersucht (Nr. 4, Tabelle 2a). Zwei weitere Elektroden wurden nach 2stündiger in-vivo-Messung und anschließender Lufttrocknung mit Gold beschichtet (Nr. 5 und 6, Tabelle 2a).

Die Untersuchungen wurden zusammen mit W. Lenz (Pathologisches Institut der Universität Düsseldorf) durchgeführt [76a].

**Tabelle 2a.** Untersuchungsbedingungen und Ergebnisse der rasterelektronenmikroskopischen Untersuchungen intraarterieller $PO_2$-Elektroden

| Anwendung | | | Membranveränderungen | | | Auflagerungen | |
|---|---|---|---|---|---|---|---|
| Nr. | Art | Dauer h | Felderung | Blasige Abhebung | Napfartige Einsenkung | Filmartiger Proteinbelag | Thrombosen |
| 1 | trockene neue Elektrode | ∅ | ∅ | ∅ | ∅ | ∅ | ∅ |
| 2 | trockene neue Elektrode übliche Präparation | ∅ | + | + | (+) | ∅ | ∅ |
| 3 | isoton. NaCl-Lösung, übliche Präparation | 24 | (+) | ++ | ∅ | ∅ | ∅ |
| 4 | $O_2$-Messung in vitro übliche Präparation | 24 | +++ | + | + | ∅ | ∅ |
| 5 | in vivo, luftgetrocknet | 2 | ∅ | ∅ | ∅ | | |
| 6 | in vivo, luftgetrocknet | 2 | + | ++ | + | | |
| 7 | in vivo, übliche Präparation | 2 | +++ | (+) | ++ | ++ | ∅ |
| 8 | in vivo, übliche Präparation | 2 | ∅ | ∅ | ∅ | ++ | ∅ |
| 9 | in vivo, übliche Präparation | 2 | +++ | ∅ | + | ∅ | ∅ |
| 10 | in vivo, übliche Präparation | 2 | + | ++ | ++ | ++ | ∅ |
| 11 | in vivo, übliche Präparation | 2 | ++ | ++ | ++ | ∅ | ∅ |
| 12 | in vivo, übliche Präparation | 14 | ++ | ∅ | ∅ | ++ | ∅ |
| 13 | in vivo, übliche Präparation | 21 | + | ++ | ∅ | ++ | ++ |
| 14 | in vivo, übliche Präparation | 66 | ++ | ∅ | ∅ | + | ∅ |
| 15 | in vivo, übliche Präparation | 67 | ++ | ∅ | ∅ | ++ | ∅ |
| 16 | in vivo, übliche Präparation | 69 | + | ∅ | (+) | ++ | ∅ |
| 17 | in vivo, übliche Präparation | 95 | ++ | ++ | (+) | + | ∅ |
| 18 | in vivo, übliche Präparation | 109 | + | ∅ | ∅ | ++ | +++ |

**Tabelle 2b.** Gerinnungsphysiologische Untersuchungen zu Fall Nr. 12 bis 18 aus Tabelle 2a (7 Intensiv-patienten)

| Nr. | Thrombozyten 1000/mm³ | Quick % | PTT s | PTZ s | Fibrinogen mg/100 ml |
|---|---|---|---|---|---|
| 12 | 89 |  | 115,0 | 27,4 | 685 |
| 13 | 300 | 50 | 52,8 | 17,1 | 360 |
| 14 | 165 | 38 | 57,0 | 24,0 | 240 |
| 15 | 71 | 60 | 93,5 | 26,0 | 480 |
| 16 | 11 | 53 | 60,0 | 23,3 | 240 |
| 17 | 215 | 45 | 43,0 | 22,0 | 370 |
| 18 | 170 | 21 | 110,0 | 90,0 | 175 |

### *3.12.2 Ergebnisse*

Rasterelektronenmikroskopisch zeigte die unbenutzte IBC-Elektrode eine weitgehend glatte Oberfläche. Nach in-vivo-Messungen konnten sowohl Veränderungen des Membranmaterials der Elektrodenoberfläche als auch Ablagerungen von Blutbestandteilen nachgewiesen werden.

Als Veränderungen des Membranmaterials fanden sich offensichtlich durch feinste Einrisse hervorgerufene Felderungen (Abb. 12a). Diese waren bei nahezu allen Elektroden nachweisbar, mit denen in vivo oder in vitro gemessen worden war. Eine Elektrode, die lediglich ohne PO$_2$-Messung in isotoner Kochsalzlösung gelegen hatte (Nr. 3), ließ nur andeutungs-

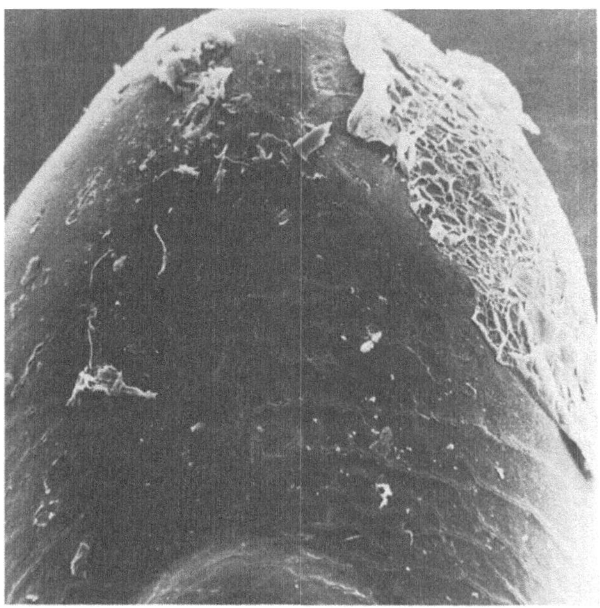

**Abb. 12a.** Spitze der IBC-Elektrode nach 95stündiger in-vivo-Messung (Nr. 17). Kappenartig verdickter Proteinbelag. Felderung durch feine netzförmige Einrisse der Elektrodenoberfläche

weise eine solche Felderung erkennen. Eine der luftgetrockneten Elektroden (Nr. 5) zeigte eine glatte Oberfläche, wohingegen eine zweite derart getrocknete Probe Rauhigkeiten und Felderungen erkennen ließ.

Gemeinsam mit der Felderung traten häufig blasige Abhebungen und napfartige Einsenkungen der spitzennahen Elektrodenoberfläche auf. Letztere waren als Folgezustand kollabierter blasiger Abhebungen anzusehen.

Sowohl Felderungen als auch Blasenbildungen waren ausschließlich auf den Spitzenbereich der Elektroden beschränkt, die Stellen also, an denen die Hydron-Membrane relativ dick war und auch die $PO_2$-Messung erfolgte.

Bei fast allen Elektroden wurden nach den Messungen unterschiedlich stark ausgeprägte filmartige Proteinabscheidungen im spitzennahen Anteil nachgewiesen (Abb. 12b). In einem

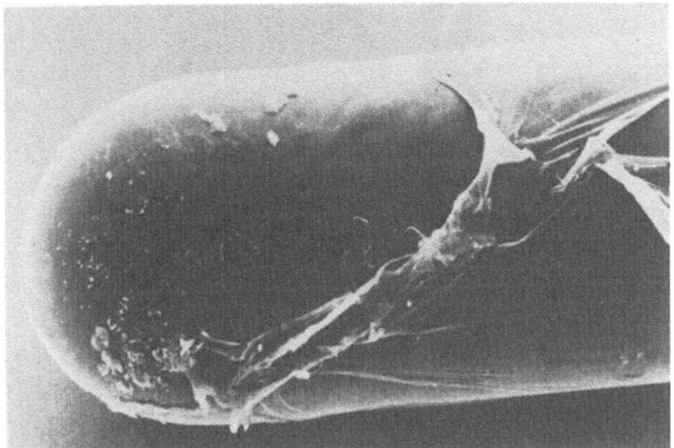

**Abb. 12b.** Rasterelektronenmikroskopische Aufnahme der IBC-Elektrode (Nr. 18) nach 109stündiger in-vivo-Messung. Filmartiger Proteinbelag

Fall (Nr. 17) war die Proteinauflagerung kappenartig im Bereich der Elektrodenspitze verdickt, offensichtlich dort, wo die Elektrodenspitze der Gefäßwand angelegen hatte. Zwei Elektroden (Nr. 13 und 18) zeigten nach einer Meßdauer von 21 bzw. 109 Stunden feinwarzige thrombotische Auflagerungen im Bereich des Schaftes (Abb. 12c). Die membranbezogene Elektrodenspitze selbst, d.h. der Bereich, in dem die $PO_2$-Messung erfolgte, war jedoch bei allen zur Untersuchung gelangten Elektroden frei von thrombotischen Auflagerungen. Ein Einfluß der Heparinbehandlung auf die Entwicklung thrombotischer Auflagerungen läßt sich in der relativ kleinen und heterogenen Gruppe der Intensivpatienten nicht sicher erkennen. Bei einer Patientin (Nr. 18) waren die thrombotischen Auflagerungen trotz Heparinisierung aufgetreten.

### 3.12.3 Diskussion

Das als Überzug der untersuchten Elektrode verwendete Polymer Hydron hat bei chronischer Gewebsimplantation eine gute Gewebeverträglichkeit gezeigt [169]. Hierfür sprechen auch die eigenen rasterelektronenmikroskopischen Untersuchungen, die nur in zwei Fällen thrombotische Auflagerungen auf der Elektrodenoberfläche ergeben haben. Ein Abstreifen

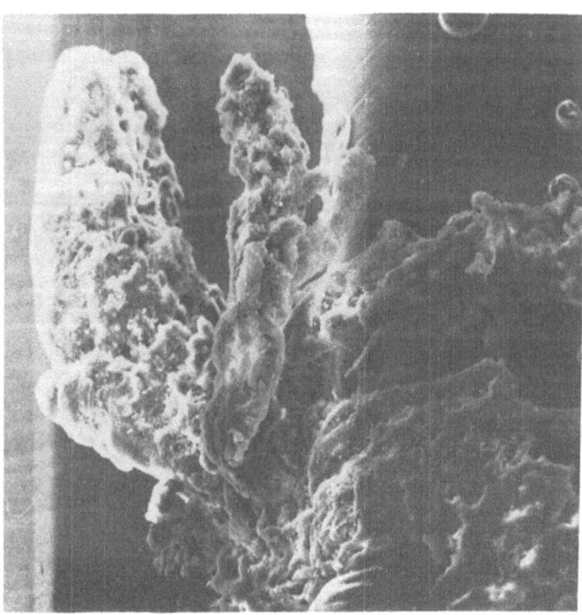

**Abb. 12c.** Mikrothrombotische Auflagerungen am Schaft der IBC-Elektrode nach 21stündiger Meßdauer (Nr. 13)

von thrombotischem Material bei der Entfernung der Elektrode ist nicht sicher auszuschließen, jedoch unwahrscheinlich, da die Elektroden durch die relativ weitlumigen Einführungskanülen zurückgezogen wurden und rasterelektronenmikroskopisch, abgesehen von den beiden genannten Fällen, keine Reste thrombotischen Materials erkennbar waren. Außerdem fanden sich bei weiteren Intensivpatienten, die während der PO$_2$-Messung verstorben waren und bei denen die Elektrode bis zur Obduktion in situ belassen wurde, keine makroskopisch erkennbaren Thrombosierungen an der Elektrodenoberfläche. Lediglich im Lumen der Einführungskanüle könnte in einzelnen Fällen thrombotisches Material nachgewiesen werden, wenn keine ausreichende kontinuierliche Spülung des Zwischenraumes zwischen Elektrode und Einführungskanüle erfolgt war. Neben der guten Biokompatibilität der Elektrodenoberfläche erschweren wahrscheinlich auch der geringe Elektrodendurchmesser und die hohe Strömungsgeschwindigkeit des arteriellen Blutes eine Thrombosierung an der intravasal liegenden Elektrode. Wenngleich die beobachteten thrombotischen Auflagerungen relativ selten und diskret waren, erscheint doch das Auftreten thromboembolischer Komplikationen möglich (s. 4.8).

Kollmeyer und Tsang [150] haben bei jungen Hunden nach 7- bis 10tägiger Applikation eines Prototyps der IBC-Elektrode Thromben am Katheterschaft und an der Gefäßintima nachgewiesen. Die von diesen Autoren verwendete Elektrode war nur im Spitzenbereich mit Hydron überzogen. In der Folgezeit wurde der Hydron-Überzug auf die gesamte Elektrode ausgedehnt.

Die Bedeutung des nach fast allen in-vivo-Messungen nachgewiesenen Proteinbelags liegt darin, daß hierdurch möglicherweise die Meßeigenschaften der Elektrode verändert werden. Die von uns beobachtete Verlängerung der Einstellzeit nach mehrtägiger Liegedauer der Elektrode (s. 3.2) ist möglicherweise z.T. durch derartige Auflagerungen bedingt.

Die auffälligen Veränderungen des Hydronüberzuges nach der Messung (Felderung, blasige Auftreibungen) sind wahrscheinlich Folge der Trocknung des zuvor gequollenen hydrophilen Gels. Der Quellungszustand wird wahrscheinlich durch die bei der O$_2$-Messung anfallenden OH$^-$-Ionen verstärkt [245], so daß hierdurch die Beschränkung der Veränderungen auf die Elektrodenspitze erklärt werden kann. Außerdem ist die Hydron-Membrane in diesem Bereich wesentlich stärker als im Bereich der übrigen Elektrode, so daß trocknungsbedingte Veränderungen sich hier besonders deutlich auswirken können. Ob die beobachteten Veränderungen des Elektrodenüberzugs bereits während der Messung auftreten, ist fraglich. Es ist jedoch denkbar, daß durch Änderungen des Quellungszustandes des Elektrodenüberzuges Risse in der Membrane verursacht werden, die zu erheblichen Änderungen der Meßeigenschaften der Elektrode führen können. Die von uns bei defekten Elektroden beobachteten raschen Schwankungen des Reduktionsstroms (s. 3.11) sind möglicherweise auf derartige kleine Risse in der Hydron-Membrane zurückzuführen.

## 3.13 Tabellarische Übersicht über die Eigenschaften intravasaler PO$_2$-Elektroden

Tabelle 3a–c zeigt zusammenfassend den Aufbau und die Eigenschaften der IBC- und Roche-Elektroden im Vergleich mit anderen Elektroden-Entwicklungen. Die Angaben zur letzteren wurden aus der Literatur übernommen. Die von uns untersuchten Elektroden haben eine vergleichsweise lange Einstellzeit, bieten jedoch den Vorteil eines relativ geringen Durchmessers.

**Tabelle 3a.** Eigenschaften intravasaler PO$_2$-Elektroden (M = monopolar, B = bipolar, K = Katheterelektrode, N = Nadel- oder Kanülenelektrode)

| Autor/Jahr | Clark et al. 1953 [23] | Kolmar 1958 [151] | Kreuzer et al. 1958/1960 [156–158] | Krog und Johansen 1959 [161] | Beckman (Said et al.) 1961 [215] | Rooth et al. 1961 [211] | Sommerkamp u. Oehmig 1962 [236] | Charlton u. Read 1963 [22] |
|---|---|---|---|---|---|---|---|---|
| Kathode | Pt | Pt | Pt | Pt | Pt | Pt | Pt | Pt |
| Anode | KCL-HgCl | Pb, Ag | Ag | Ag | Ag | Ag | KCL-HgCl | Ag |
| Art | M, K | M, K | B, K | B, K | B, N | M, K | M, K | B |
| ØKathode | | 3–6 mm | | 40–100 $\mu$m | 13 $\mu$m | 200 $\mu$m | 400 $\mu$m | 76 $\mu$m |
| ØElektrode insgesamt/mm | 2 | | 1,6 | 1,5 | 1,4 | | | 0,9 |
| Membran | Cellophan | 0 | Teflon | Teflon | Polyäthylen | Polystyren | Polysterol | Polyäthylen |
| Empfindlichkeit A/mmHg | | | 0,7–2,7·10$^{-8}$ | | 3·10$^{-12}$ | | | 3,3·10$^{-11}$ |
| Nullstromäquiv. mmHg | | | | | | | | |
| Konvektionsabhängigkeit % | 9,5 17,8 | | 19,8 | | | | | < 3 |
| Temperaturkoeffizient %/°C | 1,5 | | 2,9 | 2,4 | 4 | | | 4 |
| 90% Einstellzeit/s | | | < 1,5 | | 10 | | | < 15 |
| in-vitro-Drift | | | | ±0,5%/h | | | | |
| Linearität | | | | | + | | | + |
| Polarograph. Plateau | angedeutet | | | + | | | 0 | |
| in-vivo-Lebensdauer/Tage | | | | | | | | |
| Anwendung | tierexp. | Mensch Shuntdiagnostik | tierexp. | tierexp. | Mensch | Shuntdiagnostik | tierexp. | tierexp. Mensch |

**Tabelle 3b.** Eigenschaften intravasaler PO$_2$-Elektroden (M = monopolar, B = bipolar, K = Katheterelektrode, N = Nadel- oder Kanülenelektrode)

| Autor/Jahr | Kunze 1964 [164] | Rybak 1964 [214] | Andreas und Le Petit 1966/1969 [4, 5] | Heller et al. 1967/1972 [90, 91] | Schuler und Kreuzer 1967/1969 [223, 224] | Kimmich und Kreuzer 1969/1976 [144, 145] | Neuhaus et al. 1969/1976 [190, 191] | Parker et al. 1971/1975 [198–200] |
|---|---|---|---|---|---|---|---|---|
| Kathode | Pt | Pt | | Pt | Au | Pt | Pt | Ag |
| Anode | Ag | Ag | | Au, Ag | Ag-AgCl | Ag | Ag-AgCl | Pb, Ag-AgCl |
| Art | B, K | B, K | B, N | B, K | B | B, K | M, K | B, K |
| Ø Kathode | 10–15 $\mu$m | 330 $\mu$m | | 300 $\mu$m | 100 $\mu$m | 3 $\mu$m ringförmig | 0,01 mm$^2$ | 180 $\mu$m |
| Ø Elektrode insgesamt/mm | 1,5 | 1,5 | 1,0 | 2,0 | 2,0 | 2,0 1,2 | | 0,8 1,65 |
| Membran | Cuprophan Teflon | Teflon | | Teflon | Teflon | Teflon | (Polysterol) | Teflon Polystyren |
| Empfindlichkeit A/mmHg | $9,3 \cdot 10^{-12}$ | | | | $2,5 \cdot 10^{-10}$ | $8,4 \cdot 10^{-10}$ $6,0 \cdot 10^{-10}$ | $1,0 \cdot 10^{-9}$ | $1,0 \cdot 10^{-6}$ $1,1 \cdot 10^{-10}$ |
| Nullstromäquiv. mmHg | 1,5 | | | | | < 15 | | |
| Konvektionsab-hängigkeit % | 3 | | | | | 5,3–12 | | 38 |
| Temperatur-koeffizient %/°C | 1,7 | | | | 3,2 | 3,4 2,1 | | 3 |
| 90% Einstell-zeit/s | 4,5 | < 1–5 | | 3 | < 0,3 | < 0,4 | | < 2 < 50–60 |
| in-vitro-Drift | | | | | | ± 1%/24 h | | ± 2%/24 h |
| Linearität | + | | | + | | + | 0–140 mmHg | 0–700 mmHg |
| Polarograph. Plateau | + | | | | | + | angedeutet | + |
| in-vivo-Lebens-dauer/Tage | | | | | | | | 2–4 |
| Anwendung | | tierexp. | Mensch Anästhesie | Mensch | | tierexp. | Mensch Coronarve-nensinus | Mensch |

**Tabelle 3c.** Eigenschaften intravasaler $PO_2$-Elektroden (M = monopolar, B = bipolar, K = Katheterelektrode, N = Nadel- oder Kanülenelektrode)

| Autor/Jahr | IBC | Huch et al. 1972/1973 [109, 112, 114] | Niedrach und Stoddard 1972 [193] | Brown et al. 1972/1973 [18, 19] | Bicher et al. 1973 [15] | Mindt 1973 [187a] | Saulson 1973 [217] | Huxtable und Fatt 1974 [129] | Maes 1976 [177] |
|---|---|---|---|---|---|---|---|---|---|
| Kathode | Au | Pt | Ag | Au | Ag | Pt, Ag | Au | Pt, Ag | Pt |
| Anode | Ag, AgCl | Ag | $Pd_2H$ | Ag-AgCl | Ag-AgCl | Ag-AgCl | Ag-AgCl | Ag, Pb | Ag-AgCl |
| Art | M, K | B, K, N | B, K | B, K | B, K | B, K | | B, M, N | |
| Ø Kathode | $100\,\mu m$ | $15\,\mu m$ | | $76\,\mu m$ | | $80{-}100\,\mu m$ | $12{-}100\,\mu m$ | $25{-}175\,\mu m$ | $20\,\mu m$ |
| Ø Elektrode insgesamt/mm | 0,38 | 1,5 1,0 | | 1,7 | 0,5 | 0,6−0,8 | | | 0,5 |
| Membran | Hydron | Cuprophan Teflon | Fluorocar-bongummi | | Formvar Silastic | Polyäthylen | | Teflon | Collodium |
| Empfindlichkeit A/mmHg | $6{,}6{\cdot}10^{-11}$ | $1{,}0{\cdot}10^{-11}$ | $2{,}9{\cdot}10^{-8}$ | | $1{,}5{\cdot}10^{-10}$ | | | $3{\cdot}10^{-11}$ | $1{\cdot}10^{-11}$ |
| Nullstromäquiv. mmHg | 0,6 | | | | | 1 | (200 nA) | | |
| Konvektionsab-hängigkeit % | 6 | | | | | | | | |
| Temperatur-koeffizient %/°C | 1,3−1,8 | | | | | 4 | | | |
| 90% Einstell-zeit/s | 46−100 | | 10−20 | | > 60 | 100 | 0,6 | < 2 | < 2 |
| in-vitro-Drift | 4,3%/24 h | | < 5%/Mon. | | 10%/24 h | | | | |
| Linearität | 0−400 mmHg | + | + | + | 15−350 mmHg | 0−400 mmHg | | 0−200 mmHg | 0−400 mmHg |
| Polarograph. Plateau | angedeutet | | | | + | + | | | |
| in-vivo-Lebens-dauer/Tage | 2−7 | | | | | 3 | | | |
| Anwendung | Mensch | Mensch | tierexp. | tierexp. Mensch | Mensch | Mensch | | | tierexp. |

# 4 Klinische Anwendung der kontinuierlichen arteriellen $PO_2$-Messung

## 4.1 Untersuchungsgut und Methodik

Die kontinuierlichen intraarteriellen $PO_2$-Messungen wurden an insgesamt 67 Patienten (50 Patienten der Intensivstation und 17 Patienten bzw. Probanden des Atemfunktionslabors) vorgenommen. Bei den Intensivpatienten handelte es sich um 22 Männer und 28 Frauen im Alter von 16 bis 76 Jahren (Durchschnittsalter 49,9 Jahre). Hauptleiden waren bei diesen Patienten (Anzahl der Fälle):
Schocklungensyndrom unterschiedlicher Genese (10),
schwere Pneumonien (8),
Zustand nach Reanimation (6),
Herzinfarkt mit kardiogenem Schock oder Lungenödem (6),
vaskuläre Hirnprozesse (5),
Meningoenzephalitis (2),
schwere Herzinsuffizienz (2),
Status asthmaticus (2),
Lungenarterienembolie (2),
Paraquatvergiftung (2),
Lungenödem bei Niereninsuffizienz (1),
toxisches Lungenödem (1),
respiratorische Globalinsuffizienz bei chronischer Bronchitis (1),
Myxödem (1),
aufsteigende Lähmung (1).
43 der 50 Patienten wurden mit dem Respirator beatmet. Die Indikationen zur kontinuierlichen intraarteriellen $PO_2$-Überwachung waren:
Respiratorbeatmung bei schwerer pulmonaler Gasaustauschstörung (n = 25), schwere arterielle Hypoxämie (n = 14), progrediente respiratorische Insuffizienz (n = 9) und Stickstoffinsufflation bei Paraquatvergiftung (n = 2).

Eine Respiratorbeatmung wurde dann als Indikation zur kontinuierlichen $PaO_2$-Messung angesehen, wenn gleichzeitig eine schwere pulmonale Gasaustauschstörung vorlag, die eine Beatmung mit positivem endexpiratorischem Druck und erhöhter inspiratorischer Sauerstoffkonzentration erforderlich machte. Bei Patienten mit ausgeprägter Hypoxämie wurde zum Teil bereits vor der Respiratorbeatmung mit der kontinuierlichen $PaO_2$-Messung begonnen, so daß der Trend des arteriellen $PO_2$ als zusätzliches Indikationskriterium für die Respiratortherapie verwendet werden konnte. Unter dem Begriff der progredienten respiratorischen Insuffizienz sind eine trotz Therapie fortschreitende Verschlechterung des pulmonalen Gasaustausches, z.B. bei schwerer chronischer Atemwegsobstruktion, bzw. eine unmittelbar bevorstehende respiratorische Insuffizienz, z.B. bei aufsteigender Lähmung, zusammengefaßt.

Als Kontraindikationen arterieller Kanülierung wurden eine schwere haemorrhagische Diathese und eine arterielle Verschlußkrankheit angesehen.

Die Messungen bei den Intensivpatienten erstreckten sich über 2 bis 362 Stunden (Mittelwert 73,9 Stunden).

Im Atemfunktionslabor wurden 10 männliche und 5 weibliche Patienten im Alter von 45 bis 76 Jahren (Durchschnittsalter 57,3 Jahre) sowie 2 männliche gesunde Probanden im Alter von 35 und 37 Jahren untersucht. Hauptleiden waren bei diesen Patienten überwiegend obstruktive Atemwegserkrankungen. Die Untersuchungen dieser Patienten erfolgten im Rahmen der Klärung von Störungen der ventilatorischen Lungenfunktion und des pulmonalen Gasaustausches. Während der Untersuchungen wurde eine Sauerstoff-Ein- und Aus-Mischung bei sprunghafter Änderung der inspiratorischen Sauerstoffkonzentration vorgenommen.

Die kontinuierlichen Messungen des arteriellen PO$_2$ erfolgten nahezu ausschließlich mit IBC-Elektroden. Nur bei 3 Intensivpatienten wurde die Roche-Elektrode eingesetzt.

Die Elektroden wurden bei 45 Intensivpatienten perkutan mit Hilfe von 1,75 mm starken Teflonkanülen des Fabrikats Stille oder Dannula in die A. femoralis eingeführt und bis in den Bereich der A. iliaca communis oder der unteren Bauchaorta vorgeschoben. Nur bei 3 Intensivpatienten erfolgte eine Messung in der A. radialis und bei 2 Patienten in der A. brachialis. Die Elektrode wurde in diesen Fällen ebenfalls mit Teflonkanülen (Seldicath 4 F, Firma Plastimed) eingeführt. Bei den im Atemfunktionslabor untersuchten Patienten wurde demgegenüber ausschließlich in der A. radialis gemessen.

Die längerdauernde kontinuierliche PO$_2$-Messung in der A. radialis oder brachialis ist bei Intensivpatienten problematisch, da unter diesen Bedingungen eine verstärkte Instabilität der PO$_2$-Messung auftritt. Die Instabilität ist wahrscheinlich auf Bewegungsartefakte mit wechselnder Lage der Elektrode zur Gefäßwand zurückzuführen. Möglicherweise spielt auch eine durch den intravasalen Katheter und eine ungünstige Lage des Armes hervorgerufene Reaktion des Zuflusses in den engeren Arterien, insbesondere bei reduziertem Herzzeitvolumen, eine Rolle. Armstrong et al. [6] beobachteten bei Anwendung einer PO$_2$-Elektrode mit größerem Durchmesser in der A. radialis bei ungünstiger Lage des Armes und arterieller Hypotension ähnliche Störungen. Bei Anwendung der IBC-Elektrode bei kreislaufstabilen Patienten und ruhiger Lage des Armes wurden dagegen keine Artefakte beobachtet.

Die Teflon-Kanüle, über welche die PO$_2$-Elektrode eingeführt war, ermöglichte gleichzeitig die kontinuierliche arterielle Blutdruckmessung und arterielle Blutentnahme. Der Zwischenraum zwischen Elektrode und Einführungskanüle wurde durch kontinuierliche Spülung mit 3 ml/h heparinisierter isotoner NaCl-Lösung (1000 E Heparin/500 ml NaCl-Lösung) freigehalten.

Bei der Eichung der PO$_2$-Elektroden wurde als unterer Eichpunkt der elektrische Nullpunkt verwendet. Als oberer Eichpunkt diente ein durch die kontinuierliche Blutgasanalyse gewonnener Meßwert, der sich in dem zu überwachenden Meßbereich befand. Die diskontinuierlichen Blutgasanalysen wurden mit der Radiometer-Elektrode E 5046 durchgeführt, die mit einer sauerstofffreien gesättigten Na$_2$SO$_3$-Lösung und luftäquilibriertem Wasser bei 38 °C geeicht wurde.

Nach Beendigung der kontinuierlichen PO$_2$-Messung und Entfernung der PO$_2$-Elektrode sowie der Einführungskanüle aus der Arterie wurde die Punktionsstelle über etwa 15 min manuell komprimiert und anschließend mit einem Druckverband versorgt.

Der arterielle PO$_2$ wurde zusammen mit weiteren kontinuierlich gemessenen Parametern wie dem mittleren arteriellen Blutdruck, der Herzfrequenz sowie — in einem Teil der Fälle — dem pulmonalarteriellen Mitteldruck und der Atemfrequenz fortlaufend polygraphisch registriert (Aufstellung der verwendeten Meß- und Registriergeräte s. Anhang).

Bei 19 Patienten der Intensivstation und 12 Patienten des Atemfunktionslabors wurden zusätzlich der transkutane $PO_2$ und die sogenannte relative lokale Perfusion nach der Huch-Lübbers-Huch-Methode [108, 118, 119, 124] fortlaufend registriert. Die Messung des transkutanen $PO_2$ erfolgte dabei mit einer beheizten Hautelektrode, die in der Infraklavikularregion aufgeklebt wurde. Bei Intensivpatienten wurde die Elektrode auf 44 °C, bei Patienten des Atemfunktionslabors auf 45 °C aufgeheizt. Bei den Intensivpatienten wurde eine niedrigere Heiztemperatur gewählt, da wir bei gestörter Hautdurchblutung im Schock bei der höheren Temperatur Hautverbrennungen ersten bis zweiten Grades beobachtet haben. Die Eichung der Hautelektrode erfolgte mit auf 44 °C thermostatisiertem Wasser, das mit nachgereinigtem Stickstoff (Nulleichung) bzw. mit Luft (oberer Eichpunkt) äquilibriert war. In einem Teil der Fälle wurden die Eichungen jeweils mit nachgereinigtem Stickstoff und Luft in der Gasphase bzw. einer Null-Lösung ($Na_2SO_3$) und Luft in der Gasphase durchgeführt.

Unter der relativen lokalen Perfusion (RP) nach A. Huch et al. [115] ist der Heizstrom der thermostatisierten Hautelektrode zu verstehen, der erforderlich ist, um eine vorgegebene erhöhte Hauttemperatur an der Meßstelle konstant zu halten. Dieser Heizstrom ist nach A. Huch et al. [115] proportional zur lokalen Hautperfusion.

Bei 14 der im Atemfunktionslabor untersuchten Patienten wurden zusätzlich massenspektrometrische Atemgasanalysen vorgenommen. Bei Patienten auf der Intensivstation erwies sich dieses Verfahren in der kontinuierlichen Langzeitüberwachung beatmeter Patienten demgegenüber als störanfällig, da häufig Verunreinigungen der Einlaßkapillare und des molekularen Einlaßlecks des Massenspektrometers durch Sekret aus den Atemwegen auftraten.

Die statistischen Auswertungen erfolgten unter Verwendung von SPSS-Programmen [192] auf einer elektronischen Datenverarbeitungsanlage des Rechenzentrums der Universität Düsseldorf. Zu diesem Zweck wurden bei 18 Intensivpatienten die fortlaufend gemessenen Parameter in 10minütigen Abständen auf Lochkarten übertragen.

Im folgenden soll anhand klinischer Untersuchungen die Aussagefähigkeit der kontinuierlichen $PaO_2$-Messung gezeigt werden. Wegen der individuell sehr unterschiedlichen Krankheitsverläufe sind diese Untersuchungen überwiegend kasuistischer Art. Gleichzeitig soll ein Überblick über einige wichtige Faktoren gegeben werden, die in der klinischen Situation der Intensivbehandlung die Höhe des arteriellen Sauerstoffpartialdruckes bestimmen. Außerdem soll anhand vergleichender Untersuchungen die unterschiedliche klinische Bedeutung von intraarterieller und transkutaner $PO_2$-Messung dargestellt werden.

## 4.2 Verhalten des arteriellen PO₂ bei Spontanatmung

Der arterielle $PO_2$ unterliegt auch unter physiologischen Bedingungen erheblichen Schwankungen. Drei Typen von Fluktuationen wurden beschrieben:
1. Unregelmäßige Fluktuationen im Größenordnungsbereich bis 20 mmHg mit einer Frequenz, die niedriger als die Atemfrequenz ist [44, 112, 149].
2. $PaO_2$-Schwankungen in der Größenordnung bis 8 mmHg bei Luftatmung mit der gleichen Frequenz wie die Atmung („respiratorische Fluktuation") [90, 144, 145, 160, 204]. Den respiratorischen $PO_2$-Fluktuationen entsprechen Schwankungen der arteriellen $O_2$-Sättigung [14, 160].

3. Oszillation im Größenordnungsbereich bis 3 mmHg mit der gleichen Frequenz wie die Herzfrequenz („kardiale Fluktuationen") [144, 145, 158, 160].
Die folgenden Beobachtungen sollen verschiedene Typen von Fluktuationen des arteriellen $PO_2$ bei Spontanatmung unter physiologischen und pathologischen Bedingungen demonstrieren.

## 4.2.1 Eigene Untersuchungen

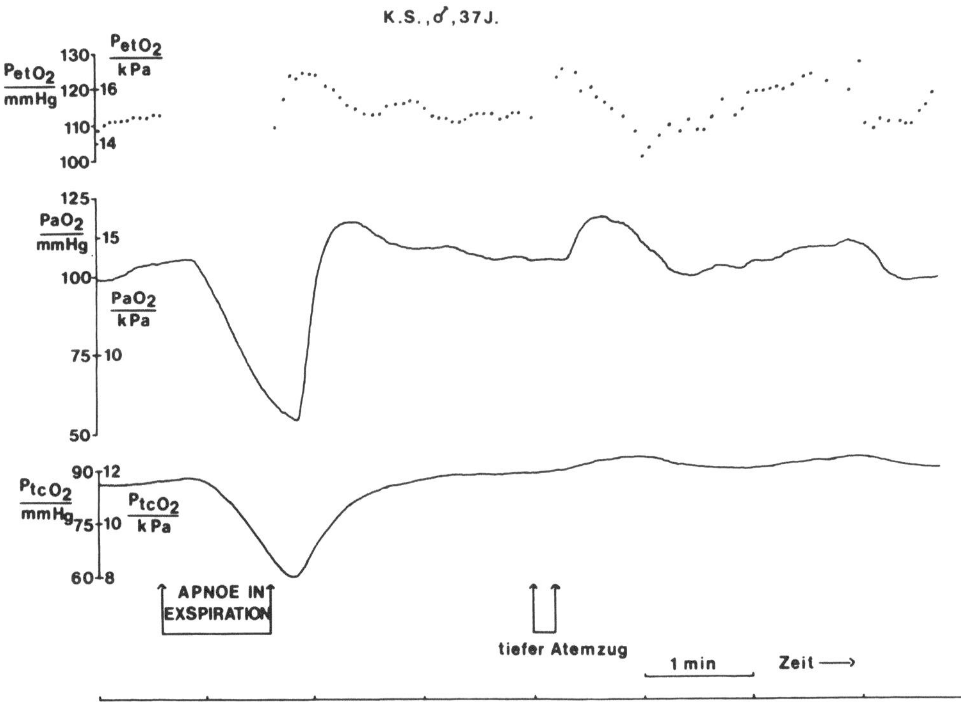


**Abb. 13.** Einfluß willkürlicher Atemmanöver auf den arteriellen $PO_2$ bei einem gesunden Probanden. Die Punkte des endexspiratorischen $PO_2$ ($P_{etO_2}$) entsprechen jeweils einem Atemzug. Der transkutane $PO_2$-Wert ($P_{tcO_2}$) zeigt eine deutliche Dämpfung gegenüber dem arteriellen $PO_2$

Abbildung 13 zeigt bei einem 37jährigen gesunden Probanden den Einfluß einer willkürlich herbeigeführten Apnoe und eines tiefen Atemzuges auf den arteriellen $PO_2$. Während der etwa 1minütigen Apnoe fällt der arterielle $PO_2$ von etwa 105 auf 55 mmHg ab. Nach einem tiefen Atemzug steigt der $PO_2$ um annähernd 15 mmHg an. Der arterielle $PO_2$ folgt dabei mit leichter Dämpfung und einer Verzögerung von etwa 18 s den Schwankungen des massenspektrometrisch gemessenen endexspiratorischen $PO_2$-Wertes, der gepunktet dargestellt ist. Die Verzögerung wird hervorgerufen durch die Lunge-Arm-Kreislaufzeit (mittlere Lunge-Arm-Kreislaufzeit 10 bis 15 s [16, 215]) und die Trägheit der $PO_2$-Elektrode. Es ist zu erkennen, daß die endexspiratorisch-arterielle $PO_2$-Differenz bei Berücksichtigung der Kreislaufzeit und der Elektrodenverzögerung annähernd konstant bei etwa 6 mmHg liegt, daß jedoch die simultane punktuelle Messung der endexspiratorisch-arteriellen $PO_2$-Differenz ohne Berücksichtigung der Verzögerung zu erheblichen Schwankungen führen würde. Der gleich-

zeitig registrierte transkutane $PO_2$ gibt den Verlauf des arteriellen $PO_2$ gedämpft wieder.
Verlaufsbeobachtungen an spontan atmenden Patienten haben gezeigt, daß der arterielle $PO_2$
von Schmerzreizen, die mit einer Hyperventilation einhergehen, vom Grad der Wachheit
und von geringen Körperbewegungen zum Teil erheblich beeinflußt werden kann.

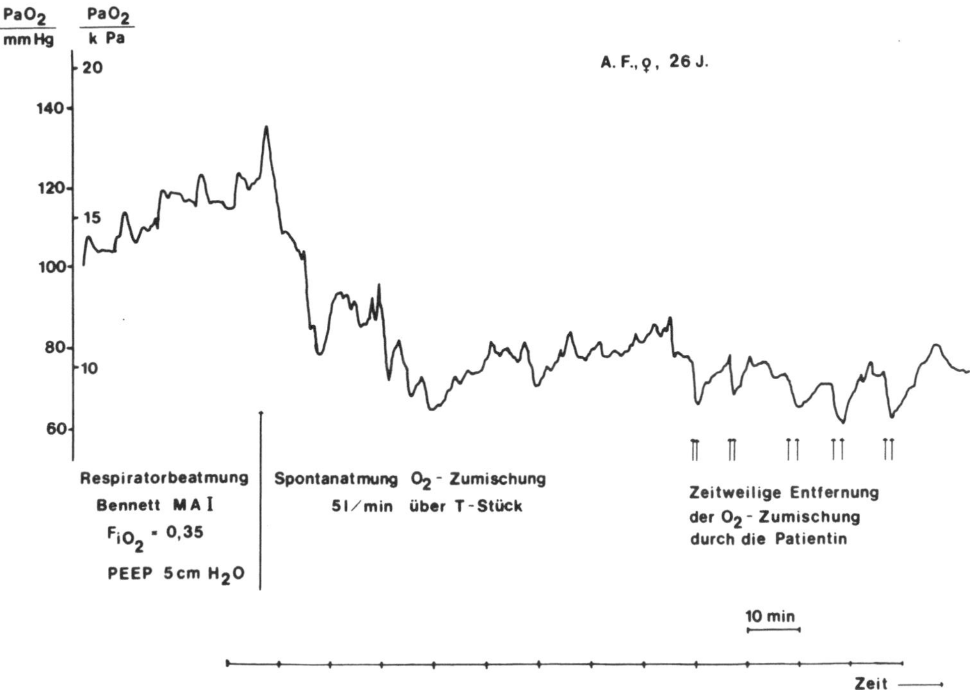


**Abb. 14.** Unregelmäßige Fluktuationen des arteriellen $PO_2$ bei Respiratorbeatmung und Übergang auf
Spontanatmung

Abbildung 14 zeigt den arteriellen $PO_2$ bei einer 26jährigen Patientin, die wegen eines
beginnenden Schocklungensyndroms bei vorzeitiger Plazentalösung beatmet werden mußte.
Nach Beendigung der Respiratorbeatmung fällt der arterielle $PO_2$ in den unteren Normbereich ab. Es bestehen sowohl unter Respiratorbeatmung als auch bei Spontanatmung unregelmäßige Fluktuationen des $PaO_2$ mit einer Frequenz um 0,3 bis 1/min und einer Amplitude um 2 bis 20 mmHg. Diese Schwankungen werden durch zeitweilige Entfernung der
Sauerstoffzuleitung durch die Patientin verstärkt.

Neben den unregelmäßigen Fluktuationen des arteriellen $PO_2$ können bei zwei Patienten relativ regelmäßige Schwankungen mit einer Frequenz von 0,5 bis 3/min beobachtet
werden. Abbildung 15 zeigt die kontinuierliche Registrierung des endexspiratorischen $O_2$-
und $CO_2$-Partialdrucks, des arteriellen $PO_2$ und des arteriellen Blutdrucks bei einer 50jähri-
gen Patientin mit einem Myxödem und einer periodischen Atmung vom Cheyne-Stoke-Typ.
Der arterielle $PO_2$ läßt relativ regelmäßige Schwankungen um 5 bis 10 mmHg mit einer
Frequenz von 1 bis 2/min im Bereich der unteren Normgrenze erkennen. Der arterielle Blutdruck zeigt Schwankungen gleicher Frequenz, die allerdings phasenverschoben sind. Nach
Substitution mit Schilddrüsenhormon bildete sich die periodische Atmung zurück.

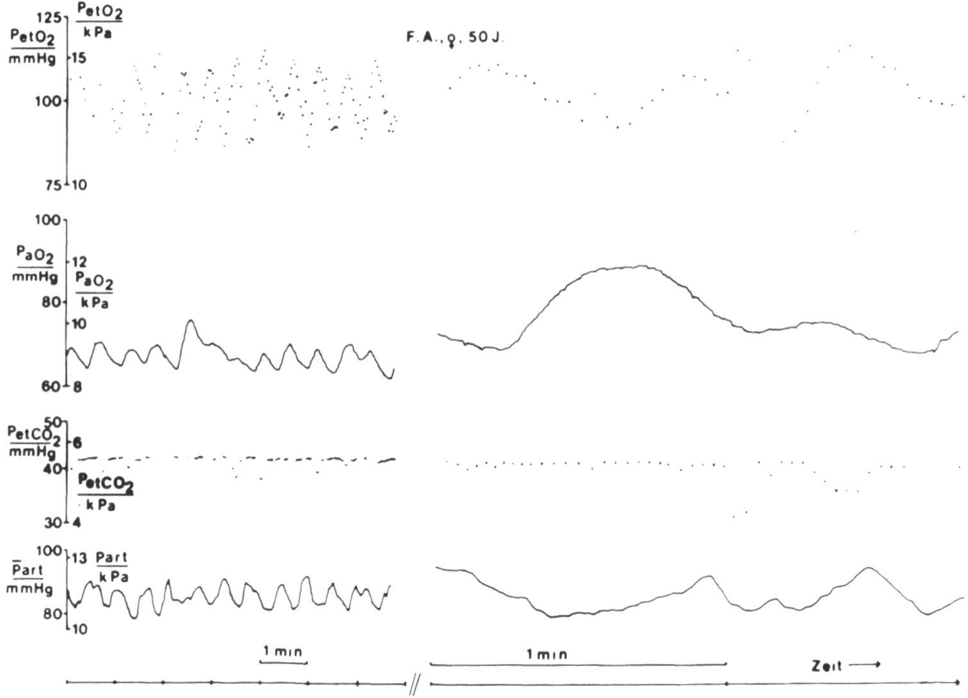

Abb. 15. Regelmäßige $P\dot{O}_2$-Fluktuationen bei Myxödem. Die Punkte des massenspektrometrisch gemessenen endexspiratorischen $PO_2$ und $PCO_2$ ($P_{etO_2}$, $P_{etCO_2}$) entsprechen jeweils einem Atemzug

Ein weiteres Beispiel für regelmäßige $PO_2$-Schwankungen bietet Abbildung 16. Der 75jährige Patient wurde wegen eines Vorderwandinfarktes auf der Intensivstation überwacht. Außerdem bestanden Verwirrtheitszustände und zeitweilig eine periodische Atmung. Auch hier fanden sich periodische $PO_2$-Schwankungen mit einer Amplitude von etwa 10 mmHg und einer Frequenz von 0,1 bis 1/min sowie entsprechenden Schwankungen der Atemfrequenz, der Herzfrequenz, des arteriellen und pulmonalarteriellen Mitteldrucks. Der Patient verstarb an einer Herzwandruptur. Bei der Obduktion fanden sich eine ausgeprägte Hirnbasis- und Zerebralarteriensklerose sowie eine Hirnerweichung im Marklager des rechten Frontallappens.

Respiratorische $PaO_2$-Oszillationen können im allgemeinen nur mit schnell anzeigenden $PO_2$-Elektroden nachgewiesen werden. Wegen ihrer Einstellcharakteristik (s.o.) erlaubt die IBC-Elektrode nur bei Vorliegen günstiger Bedingungen (niedrige Atemfrequenz, hohe Amplitude) und nach Verkürzung der Einstellzeit durch Erhöhung der Polarisationsspannung (s. Kap. 3.1.3) die Registrierung derartiger $PO_2$-Schwankungen.

Abbildung 17 zeigt eine $PO_2$-Registrierung bei einem 45jährigen Patienten mit einem einseitigen bullösen Lungenemphysem, bei dem in der Hyperventilationsphase nach ergometrischer Belastung unregelmäßige $PaO_2$-Schwankungen bis etwa 4 mmHg mit annähernd der gleichen Frequenz wie der Atmung (etwa 17/min) aufgezeichnet wurden. Die Einzelpunkte des endexspiratorischen $CO_2$-Partialdrucks entsprechen jeweils einem Atemzug.

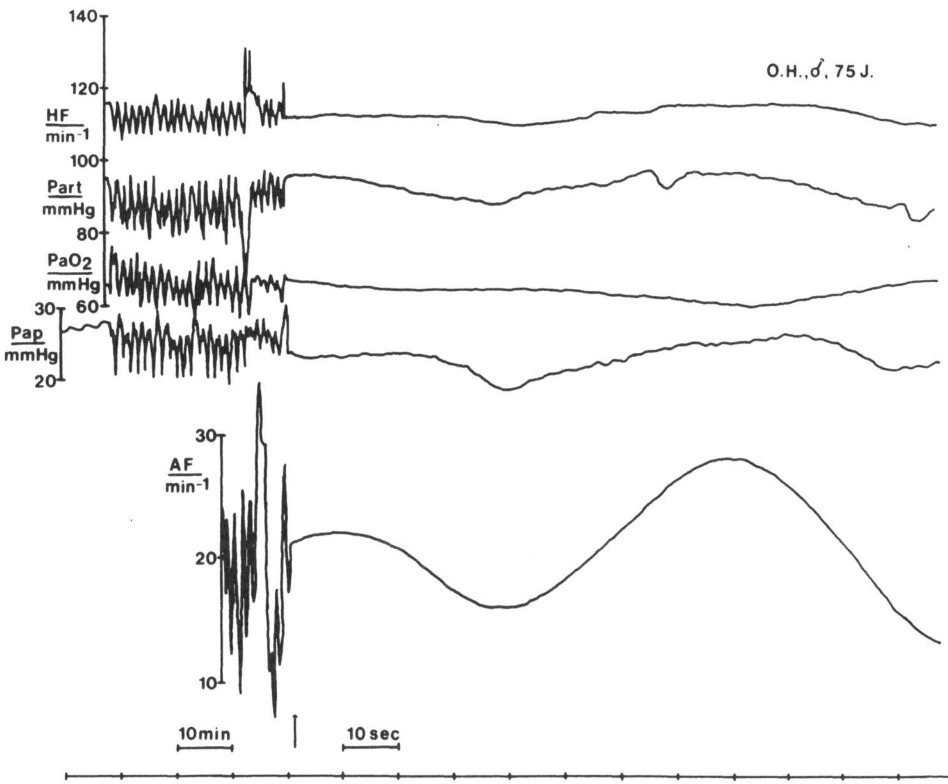



**Abb. 16.** Regelmäßige $PO_2$-Fluktuationen bei zerebrovaskulärer Insuffizienz. Fluktuationen der Kreislaufparameter mit gleicher Frequenz

## 4.2.2 Diskussion

Fluktuationen des arteriellen $PO_2$ haben in verschiedener Hinsicht klinische Bedeutung. Einerseits können sie die Aussagekraft der diskontinuierlichen $PO_2$-Messung einschränken, wenn z.B. bei einer schmerzhaften Blutentnahme hyperventiliert wird oder kurzzeitig die Luft angehalten wird. Besonders ausgeprägt ist dieser Effekt bei Neugeborenen und Säuglingen, die während des Schreiens bei der Blutentnahme oft eine beträchtliche Hypoxämie entwickeln [120, 121, 125]. Aber auch bei Erwachsenen ergibt die diskontinuierliche $PO_2$-Messung oft nur einen groben Anhalt hinsichtlich des mittleren $PO_2$-Wertes. Unter Ruhebedingungen ist bei Gesunden mit $PO_2$-Schwankungen von $\pm6$ bis 8 mmHg um den mittleren $PO_2$-Wert zu rechnen [44]. Ein tiefer Atemzug führt bei Ruheatmung zu einem $PaO_2$-Anstieg um 7 bis 15 mmHg, der 30 bis 60 s anhält. Weitere erhebliche $PO_2$-Schwankungen können durch Sprechen, Hüsteln und geringe Bewegungen hervorgerufen werden [44, 228]. Um zumindest hinsichtlich des mittleren $PaO_2$ repräsentative Werte zu erhalten, empfiehlt Schwarz [227], die diskontinuierliche Blutentnahme zur Mittelung der $PO_2$-Schwankungen über etwa 1 min auszudehnen. Bei ausgeprägten $PaO_2$-Schwankungen ist außerdem die punktuelle Messung der endexspiratorisch-arteriellen $PO_2$-Differenz problematisch, da sich die $PO_2$-Schwankungen hier wegen der durch die Kreislaufzeit bedingten Phasenverschiebung be-

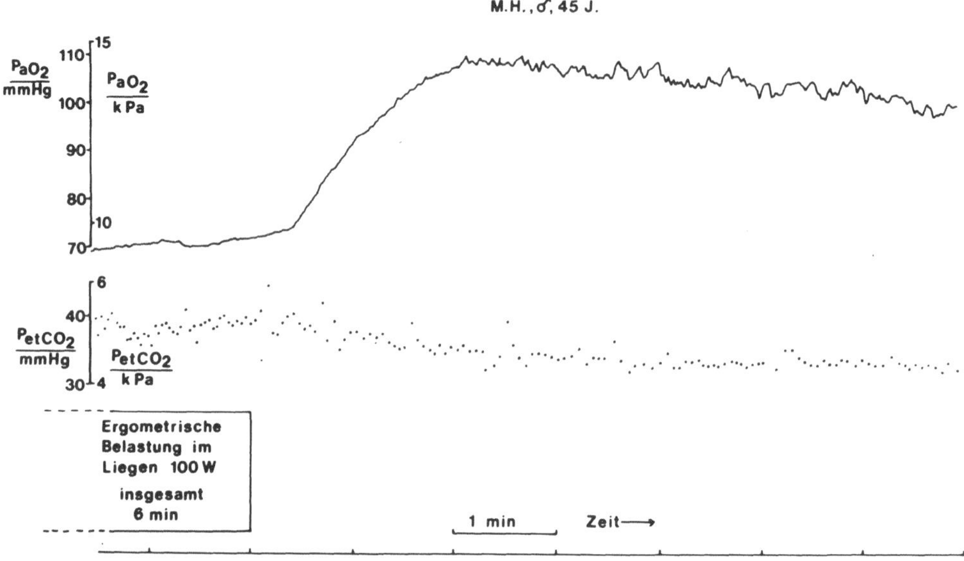


**Abb. 17.** Respiratorische PO$_2$-Fluktuationen in der Hyperventilationsphase nach ergometrischer Belastung. Polarisationsspannung 900 mV

sonders stark auswirken. Während die natürlichen PO$_2$-Schwankungen wahrscheinlich weitgehend durch die ungleichmäßige Ventilation bedingt sind, werden im Rahmen der Intensivbehandlung zusätzliche PO$_2$-Schwankungen durch wechselnde inspiratorische Sauerstoffkonzentrationen, Störungen der Atemregulation, Kreislaufveränderungen und pharmakologische Einflüsse verursacht. Fabel [44] sowie Harris und Nugent [84, 85] haben eine Abnahme der natürlichen PO$_2$-Fluktuationen bei Ventilations- und Gasaustauschstörungen beobachtet. Im eigenen Krankengut wurden PO$_2$-Schwankungen, die den beschriebenen natürlichen PO$_2$-Fluktuationen ähnlich waren, bei Patienten mit leichtgradigen pulmonalen Gasaustauschstörungen beobachtet (s. Abb. 14), während bei Patienten mit schweren pulmonalen Gasaustauschstörungen und arterieller Hypoxämie im allgemeinen geringere spontane PO$_2$-Fluktuationen auftraten (Abb. 24), sofern keine Änderungen der Beatmungsbedingungen vorgenommen wurden. Die Verminderung der PO$_2$-Fluktuationen bei erniedrigten PaO$_2$-Werten ist wahrscheinlich zum Teil auf einen dämpfenden Effekt durch den Verlauf der O$_2$-Dissoziationskurve zurückzuführen. Gleich große Schwankungen des O$_2$-Gehaltes haben im oberen flachen Teil der Dissoziationskurve wesentlich höhere PO$_2$-Schwankungen zur Folge als im mittleren steilen Teil. Außerdem führt eine Ventilations-Perfusionsinhomogenität über eine Verlängerung der Zeitkonstanten rascher Mischvorgänge (s. Kap. 4.6) wahrscheinlich ebenfalls zu einer Dämpfung der spontanen PO$_2$-Fluktuation. In 2 Fällen konnten regelmäßige PaO$_2$-Schwankungen in Verbindung mit einer periodischen Atmung vom Cheyne-Stokes-Typ bei zerebrovaskulärer Insuffizienz und bei Myxödem beobachtet werden. Bei der Hypothyreose und besonders beim Myxödem sind Störungen der Atmung in Form einer alveolären Hypoventilation und pulmonaler Gasaustauschstörungen wiederholt beschrieben worden. Der Pathomechanismus ist bisher nicht endgültig geklärt. Ursächlich kommen Störungen der zentralen Atemregulation, Schwäche der Atemmuskulatur, Veränderungen des Lungengewebes und Obstruktionen der oberen Atemwege in Betracht [220, 226].

Die typische Cheyne-Stokes-Atmung mit einer Zyklusdauer von 20 s, d.h. einer Frequenz von 3/min, wird als Ausdruck einer supramedullären Hirnstammläsion angesehen. Der Entstehungsmechanismus ist bisher nicht völlig geklärt. Zumindest bei kürzeren oder längeren Perioden als 20 s ist ein einheitlicher Mechanismus zweifelhaft [59]. Als weitere Ursachen der Cheyne-Stokes-Atmung werden eine verlängerte Lunge-Hirn-Kreislaufzeit und eine Hypoxie diskutiert [53]. Periodische Schwankungen des arteriellen Blutdrucks („Blutdruckwellen") wurden bei Hirnstammschädigungen und dissoziiertem Hirntod zum Teil gleichzeitig mit einer periodischen Atmung bzw. periodischen Herzfrequenzschwankungen beobachtet. Demgegenüber fanden sich Blutdruckwellen mit einer Frequenz von 5 bis 6/min vorwiegend bei Kranken, deren Allgemeinzustand durch eine zerebrale Erkrankung nur gering beeinträchtigt war und bei denen Zeichen der Hirnstammläsion fehlten [172]. Mitteilungen über periodische PO$_2$-Schwankungen mit gleicher Frequenz wie die Schwankungen des arteriellen Mitteldrucks sind uns nicht bekannt. Der Mechanismus der gemeinsamen Periodizität von Atmung und Kreislauf ist bisher nicht geklärt. Zu diskutieren sind eine periphere Rückwirkung der periodischen Atmung auf den Kreislauf und eine gemeinsame Steuerung von Atmung und Kreislauf durch übergeordnete Zentren, die unter bestimmten pathologischen Bedingungen zu schwingen beginnen. Experimentelle Untersuchungen sprechen eher für die letztere Möglichkeit [34]. Die regelmäßigen periodischen PO$_2$-Schwankungen mit einer Frequenz um 1 bis 3/min können wahrscheinlich zumeist als Hinweise auf Störungen der zentralen Atemregulation aufgefaßt werden.

Zur Klärung der Spezifität dieser Veränderungen sind jedoch weitere Untersuchungen erforderlich. Fabel [44] hat bei einem lungengesunden Patienten rhythmische PO$_2$-Schwankungen mit einer Frequenz um 6/min beobachtet, die unabhängig von den Atemzügen auftraten. Als Ursachen wurden autonome Rhythmen des Lungengefäßsystems mit wechselnder Kurzschlußdurchblutung oder rhythmische Änderungen des Bronchomotorentonus diskutiert.

Respiratorische PaO$_2$-Fluktuationen sind wahrscheinlich auf zyklische Veränderungen des alveolären PO$_2$ in Abhängigkeit von den einzelnen Atemzügen zurückzuführen [204, 205]. Daneben könnten auch atemsynchrone zyklische Schwankungen des Mischungsverhältnisses des Lungenvenenblutes im linken Vorhof bzw. linken Ventrikel eine Rolle spielen. Hierfür könnten Beobachtungen von Seed et al. [229] sprechen, die bei Patienten nach Herzoperationen kontinuierliche PO$_2$-Messungen im linken Vorhof durchgeführt haben. Sie fanden dort erhebliche zyklische Variationen des PO$_2$, die möglicherweise auf derartige zyklische Änderungen des Mischungsverhältnisses des nach der Lungenpassage noch nicht vollständig gemischten arterialisierten Blutes zurückzuführen sind. Bei Luftatmung wurden beim Hund respiratorische PO$_2$-Schwankungen bis 8 mmHg, bei O$_2$-Atmung bis 25 mmHg gemessen. Die Amplitude der respiratorischen PO$_2$-Fluktuationen nimmt zu bei Verminderung der Atemfrequenz, Erhöhung des Atemzugvolumens, Verminderung der funktionellen Residualkapazität, körperlicher Arbeit und Anstieg des arteriellen PO$_2$ [90, 160, 204, 205]. Hierdurch wird erklärt, daß die PO$_2$-Schwankungen in dem oben demonstrierten Fall in der Hyperventilationsphase nach ergometrischer Belastung nach Anstieg des mittleren arteriellen PO$_2$ deutlich erkennbar wurden. Hierbei ist jedoch zu berücksichtigen, daß die verwendete PO$_2$-Elektrode aufgrund der relativ langen Einstellzeit wahrscheinlich zu einer erheblichen Dämpfung der tatsächlichen PO$_2$-Oszillationen geführt hat. Die klinische Bedeutung der respiratorischen PO$_2$-Oszillationen ist zur Zeit noch nicht endgültig zu beurteilen.

Die Existenz pulssynchroner PO$_2$-Schwankungen („kardiale Fluktuationen") ist umstritten [160]. Eine Abgrenzung gegenüber strömungsbedingten Artefakten bei konvektionsabhängigen Elektroden mit kurzer Einstellzeit ist schwierig (s. 3.8). Die von uns verwendeten Elektroden erlauben aufgrund ihres Einstellverhaltens keine Registrierung dieser schnellen PO$_2$-Schwankungen.

Bei spontan atmenden Intensivpatienten ist die kontinuierliche PO$_2$-Messung besonders zur Trendüberwachung einer progredienten respiratorischen Insuffizienz und zur Kontrolle der hierbei durchgeführten therapeutischen Maßnahmen indiziert. Beispiele für derartige Krankheitszustände sind die sogenannte Schocklunge, die schwere Pneumonie, die aufsteigende Lähmung und der Status asthmaticus. Die Sauerstoffinsufflation über Nasensonden oder über eine Gesichtsmaske ist oft unzureichend, nicht exakt dosierbar und mit z.T. erheblichen Schwankungen des Sauerstoffangebots verbunden. Die kontinuierliche arterielle PO$_2$-Messung erlaubt in diesen Fällen die fortlaufende Überwachung der Einhaltung des gewünschten Sauerstoff-Partialdrucks. Bei Überschreitung vorgewählter Grenzen erfolgt eine Alarmierung durch den O$_2$-Monitor. Die genaue Einhaltung eines bestimmten PO$_2$-Wertes ist insbesondere dann von Bedeutung, wenn bei einer respiratorischen Globalinsuffizienz der arterielle PO$_2$ nur auf Werte um 60 mmHg angehoben werden soll, um eine Atemdepression bei Normalisierung des O$_2$-Partialdrucks zu vermeiden.

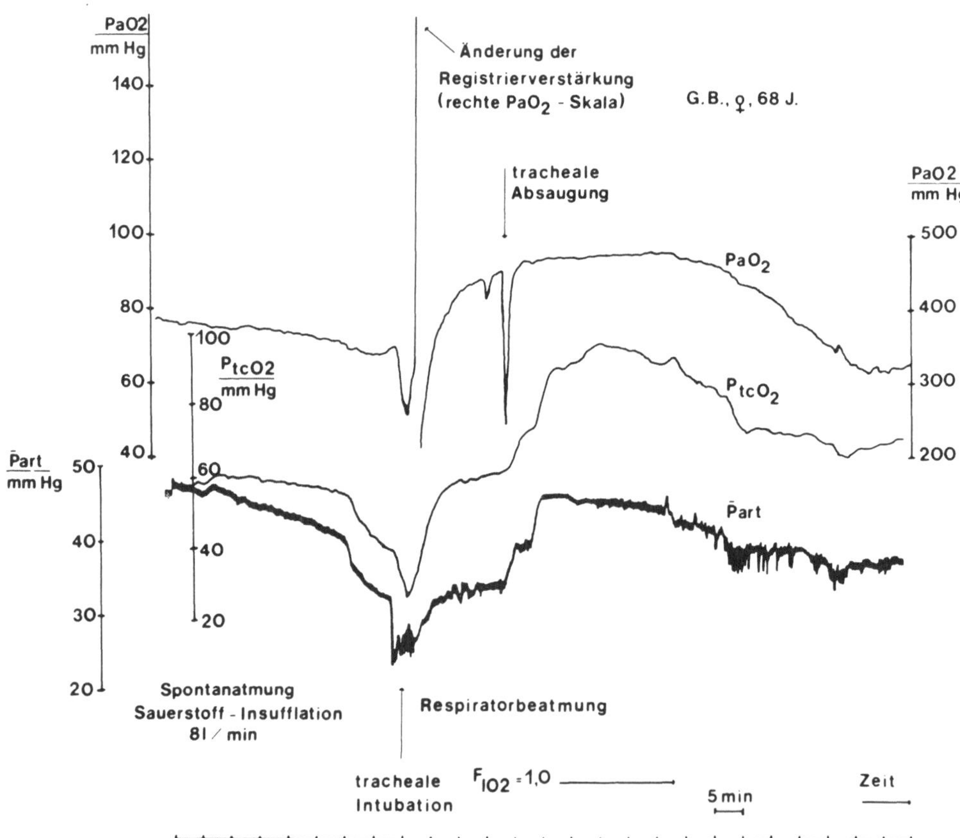


Abb. 18. Einfluß der Respiratorbeatmung auf den arteriellen PO$_2$ (PaO$_2$) und die Kreislaufsituation beim kardiogenen Schock. Der transkutane PO$_2$ (P$_{tcO_2}$) entspricht weitgehend dem Verlauf des arteriellen Mitteldrucks (P̄art)

## 4.3 Kontinuierliche PaO$_2$-Messung bei Respiratorbeatmung

Die Respiratorbeatmung gehört zu den Maßnahmen der Intensivbehandlung, die wegen zahlreicher Komplikationsmöglichkeiten ein besonders aufwendiges Überwachungssystem erfordert. Neben den Gefahren der bronchopulmonalen Infektion und thromboembolischen Komplikationen können insbesondere der Zeitpunkt des Beginns der Beatmung, der Intubationsvorgang, die Wahl der geeigneten Beatmungsmodifikationen und der inspiratorischen Sauerstoffkonzentration, die lückenlose Überwachung, die Bronchialtoilette und die Entwöhnung vom Respirator problematisch sein. Die folgenden Beobachtungen sollen die Bedeutung der kontinuierlichen PaO$_2$-Überwachung bei der Durchführung der Respiratorbeatmung demonstrieren.

### 4.3.1 Eigene Untersuchungen

Abbildung 18 zeigt das plötzliche Auftreten einer arteriellen Hypoxämie im Verlauf eines progredienten Kreislaufversagens und den Effekt der Respiratorbeatmung auf den Kreislauf bei einer 68jährigen Patientin mit einem Vorderwandspitzeninfarkt, infarktbedingtem Ventrikelseptumdefekt und kardiogenem Schock. Nach einem allmählichen PaO$_2$-Abfall, der durch O$_2$-Insufflation nicht mehr zu kompensieren ist, tritt plötzlich mit Einsetzen des Kreislaufzusammenbruchs ein rascher PaO$_2$-Abfall ein, der durch sofortige tracheale Intubation und Respiratorbeatmung behoben werden kann. Nachfolgend kommt es unter der Respiratorbeatmung zu einer allerdings nur vorübergehenden Besserung der Kreislaufverhältnisse. Der transkutan gemessene PO$_2$ wird in dieser Schocksituation fast ausschließlich vom arteriellen Mitteldruck und nur noch zum geringen Teil vom arteriellen PO$_2$ beeinflußt (s. Kap. 4.7).

Abbildung 19 zeigt den Einfluß der Beatmung mit positivem endexspiratorischem Druck (PEEP). Bei einer 60jährigen Patientin mit einer abszedierten Bronchopneumonie kommt es nach Absetzen des PEEP zu einem beträchtlichen Abfall des arteriellen Sauerstoffpartialdrucks, der sich nach erneutem Einschalten des PEEP normalisiert.

Abbildung 20 läßt den erheblichen Einfluß wechselnd hoher positiver endexspiratorischer Drucke, der inspiratorischen Sauerstoffkonzentration und des endinspiratorischen Plateaus bei einer 61jährigen Patientin mit einer schweren respiratorischen Insuffizienz auf dem Boden eines Schocklungensyndroms bei Dichloräthan-Intoxikation erkennen. Durch Einschaltung des endinspiratorischen Plateaus gelingt es, die erforderliche inspiratorische Sauerstoffkonzentration von 100 auf 90% zu senken.

Als weitere Beatmungsmodifikation ist die Seufzerbeatmung, d.h. die Beatmung mit intermittierenden vertieften Atemzügen, zu nennen. Abbildung 21 zeigt den Effekt der Seufzerbeatmung bei einer 46jährigen Patientin mit einem Schocklungensyndrom. Es ist zu erkennen, daß durch regelmäßige maschinelle Seufzer jeweils ein deutlicher PaO$_2$-Anstieg hervorgerufen wird. Ein derartiger Effekt der Seufzerbeatmung kann nach unseren Erfahrungen nur dann beobachtet werden, wenn mit niedrigen endexspiratorischen Drucken oder ohne endexspiratorische Druckerhöhung beatmet wird. Im vorliegenden Fall betrug der positive endexspiratorische Druck 4 cm H$_2$O. Bei höheren endexspiratorischen Drucken ist im allgemeinen kein wesentlicher Effekt der maschinellen Seufzerbeatmung mehr zu erkennen, mitunter kommt es dann sogar zu einem PaO$_2$-Abfall während der Seufzerbeatmung (Abb. 22). Es handelte sich hier um eine 22jährige Patientin mit einer schweren pulmonalen Gasaustauschstörung auf dem Boden einer haemorrhagischen Pneumonie. Bei einer Beatmung

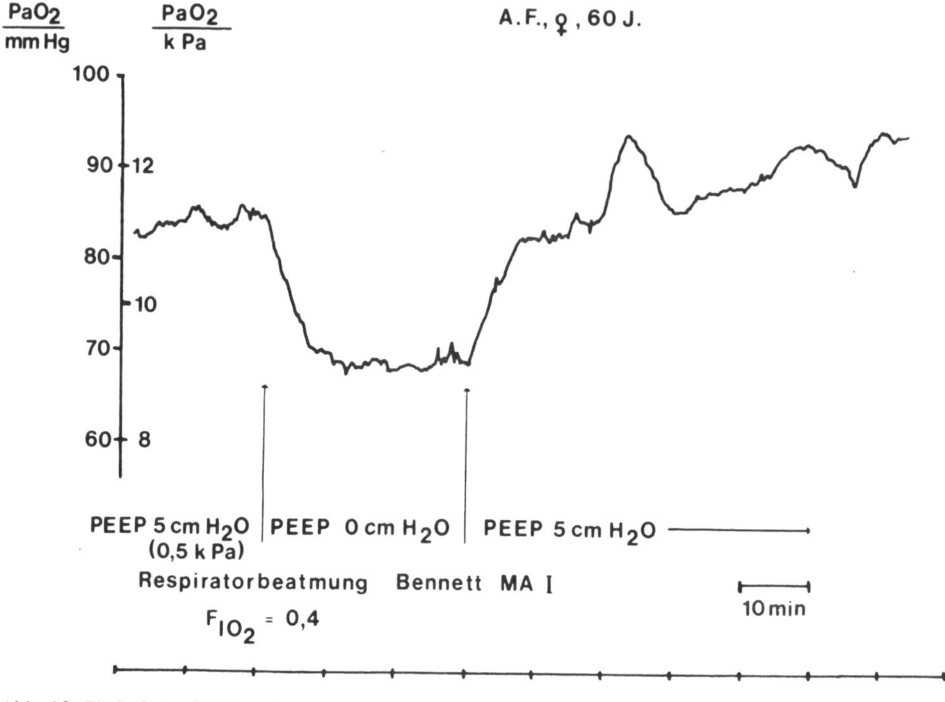



**Abb. 19.** Einfluß des PEEP auf den arteriellen PO$_2$ bei abszedierter Pneumonie          Zeit

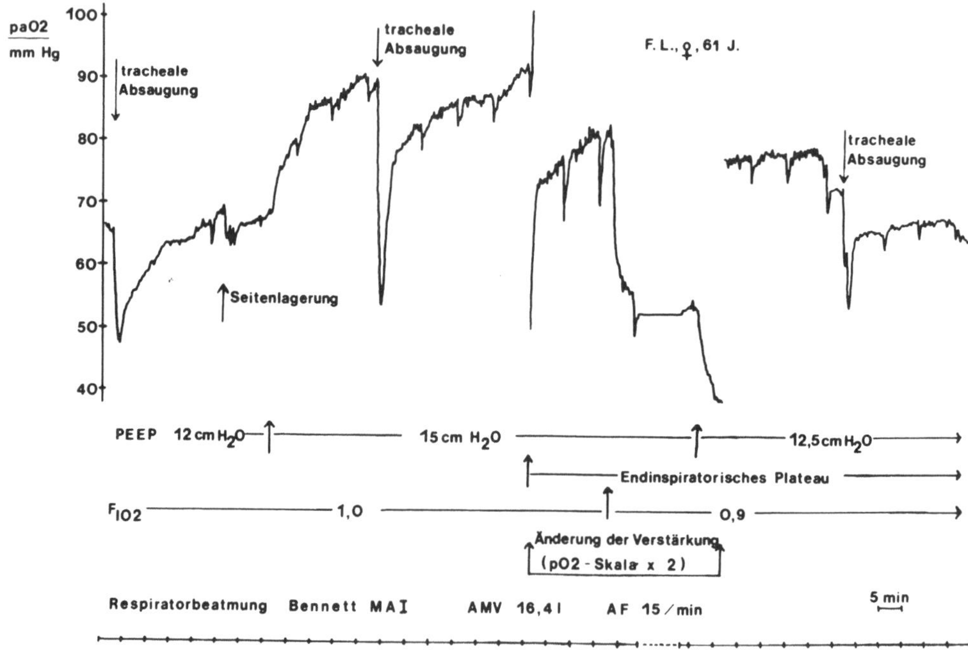



**Abb. 20.** Einfluß verschiedener Beatmungsmodifikationen und der trachealen Abbsaugung auf den arteriellen PO$_2$ bei Schocklungensyndrom

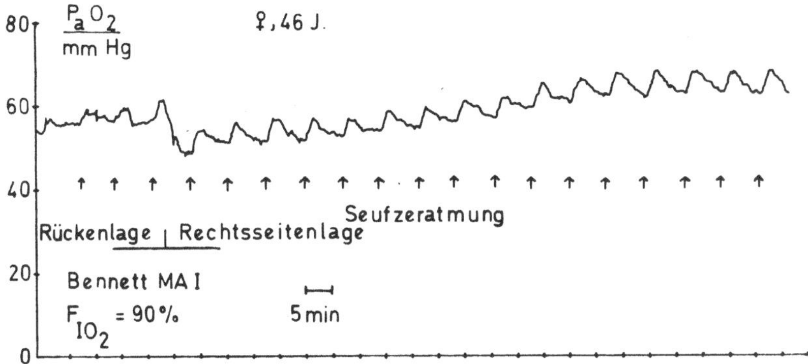


**Abb. 21.** Günstiger Effekt der Seufzerbeatmung auf den arteriellen PO$_2$ bei Schocklungensyndrom und niedrigem endexspiratorischem Druck

mit hohen inspiratorischen und endexspiratorischen Druckwerten führte die maschinelle Seufzerbeatmung regelmäßig alle 7 1/2 min zu einem erheblichen arteriellen Blutdruckanstieg und zu einem deutlichen Herzfrequenzabfall. Mit diesen Kreislaufveränderungen geht jedesmal ein Abfall des arteriellen PO$_2$ einher. Nach Reduktion der hohen in- und exspiratorischen Beatmungsdruckwerte kommt es zu einem PaO$_2$-Abfall, der nur durch Erhöhung der inspiratorischen Sauerstoffkonzentration kompensiert werden kann. Gleichzeitig wurden Druck- und Volumenwerte der Seufzer reduziert. Danach sind keine wesentlichen PO$_2$-Schwankungen zu erkennen, die auf die Seufzerbeatmung zurückzuführen wären. Auch in Abb. 20 ist ein regelmäßiger PaO$_2$-Abfall im Abstand von 7 1/2 min bei maschineller Seufzerbeatmung und einem PEEP von 12 bis 15 cm H$_2$O zu beobachten.

Eine weitere wichtige Aufgabe der kontinuierlichen PaO$_2$-Messung besteht in der frühzeitigen Anzeige von Beatmungskomplikationen, die bei Intensivpatienten häufig schwerwiegende Folgen haben. Abbildung 23 zeigt einen PO$_2$-Abfall infolge eines Lecks des Beatmungssystems bei einer 66jährigen beatmeten Patientin mit einem Zustand nach Reanimation bei Herzinfarkt. Durch kontinuierliche PO$_2$-Messung konnte der Beatmungsfehler rechtzeitig erkannt und behoben werden.

Abbildung 24 demonstriert einen hochgradigen PO$_2$-Abfall bei einer 46jährigen Patientin mit einem schweren Schocklungensyndrom, das eine Beatmung mit reinem Sauerstoff erforderlich machte. Während des Wechsels des Beatmungssystems wurde die Patientin mit einem Beatmungsbeutel beatmet, in den Sauerstoff hineingeleitet wurde. Der während dieser Zeit aufgetretene PO$_2$-Abfall zeigt die Ineffektivität dieser Ersatzmaßnahme.

Beträchtliche PaO$_2$-Senkungen werden oft auch durch tracheobronchiale Absaugmanöver hervorgerufen. Der arterielle PO$_2$ fällt um so stärker ab, je höher die erforderliche inspiratorische Sauerstoffkonzentration und der endexspiratorische Druck sind und je länger das Absaugmanöver dauert. Bei 4 Patienten, die mit hohen inspiratorischen Sauerstoffkonzentrationen von 40 bis 100% beatmet wurden, wurden insgesamt 71 Absaugmanöver ausgewertet. Dabei fand sich ein mittlerer PO$_2$-Abfall von 63,3 auf 51,3 mmHg. PO$_2$-Abfälle auf kritische Werte unter 40 mmHg wurden 7mal beobachtet. Die Abbildungen 18, 20, 22 und 23 demonstrieren den Effekt der Absaugmanöver auf den arteriellen PO$_2$. Die arterielle Hypoxämie bei tracheobronchialer Absaugung kann durch eine Vorbeatmung mit reinem Sauerstoff

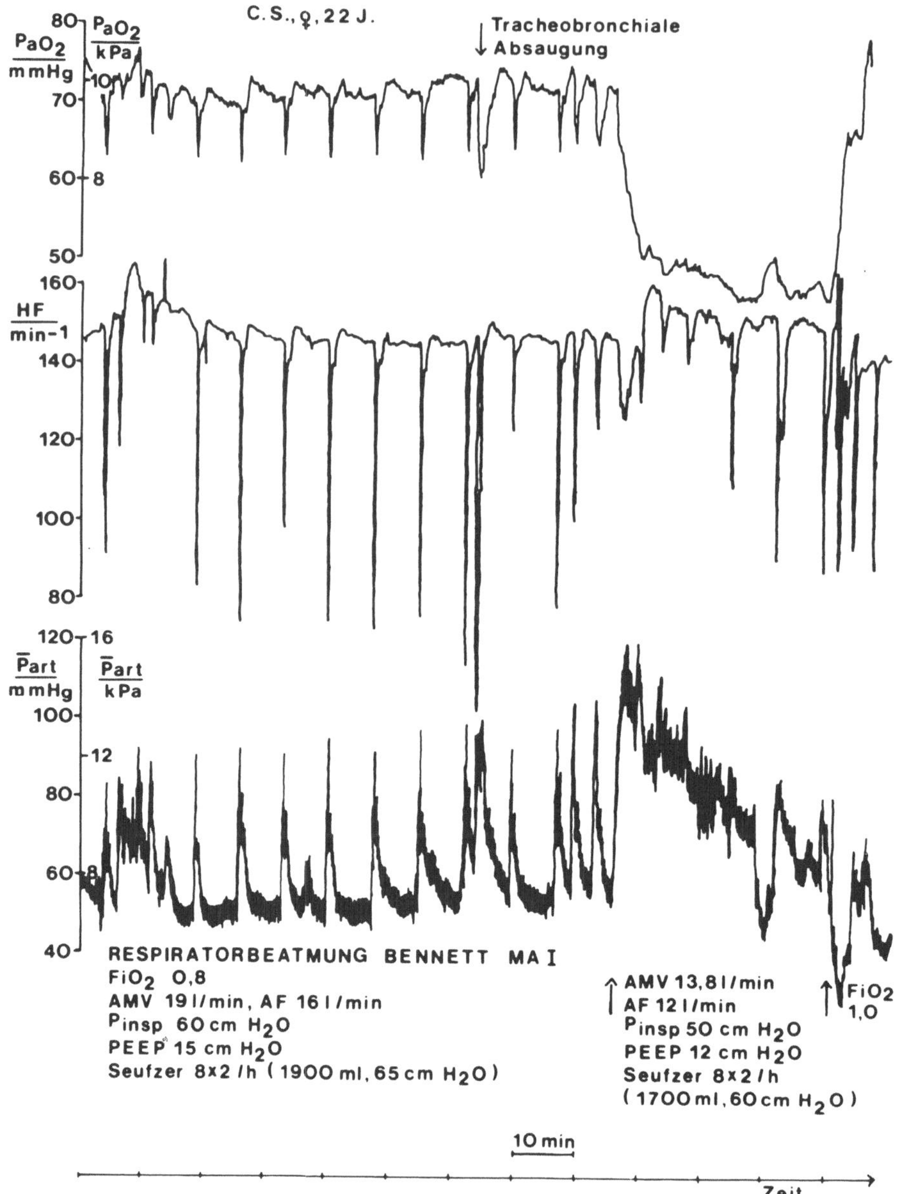


**Abb. 22.** Ungünstiger Effekt der Seufzerbeatmung bei haemorrhagischer Pneumonie und hohen Beatmungsdrücken

vermieden werden. Abbildung 25 läßt erkennen, daß es bei Beatmung mit dem Bird-Mark-8-Respirator ausreicht, etwa 20 s vor Beginn des Absaugmanövers auf reinen Sauerstoff umzuschalten und die Sauerstoffkonzentration nach Beendigung des Absaugens sofort auf den Ausgangswert zu reduzieren.

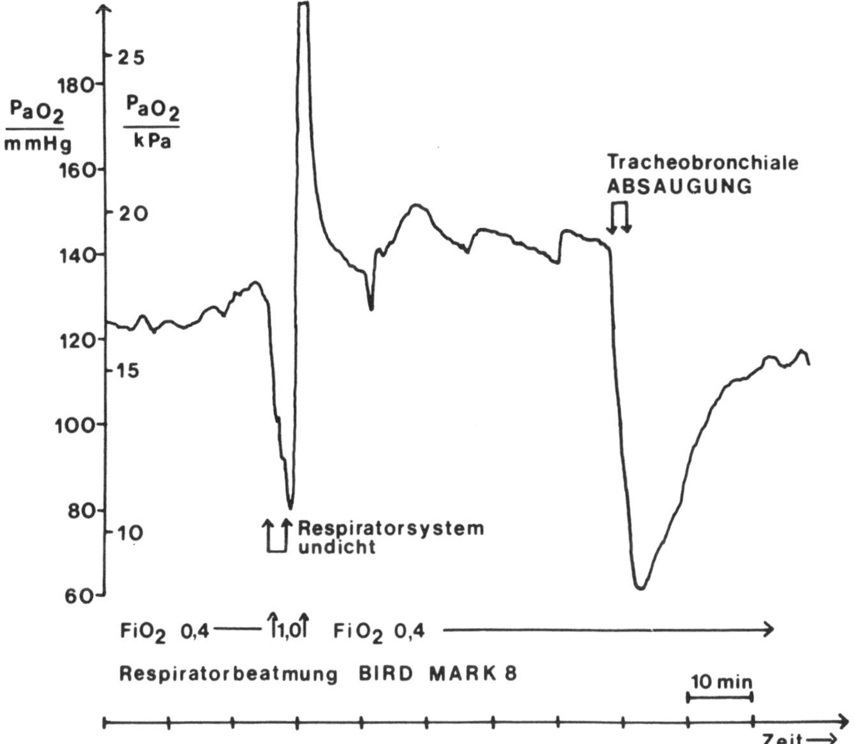



**Abb. 23.** PaO₂-Abfall durch Undichtigkeit des Respiratorsystems (E. M., ♀, 66 J.)

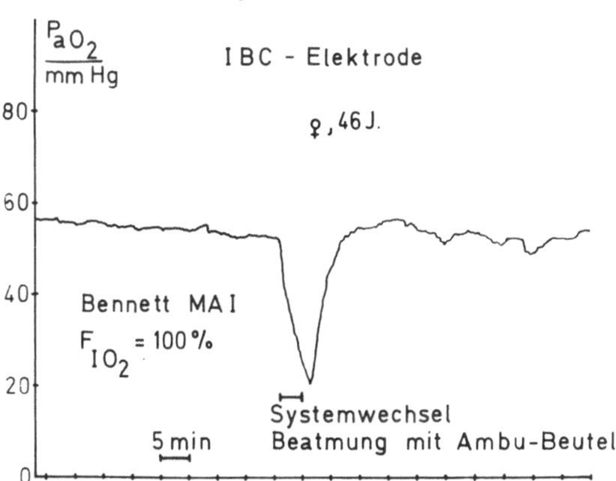



**Abb. 24.** Massiver PaO₂-Abfall bei Wechsel des Beatmungssystems

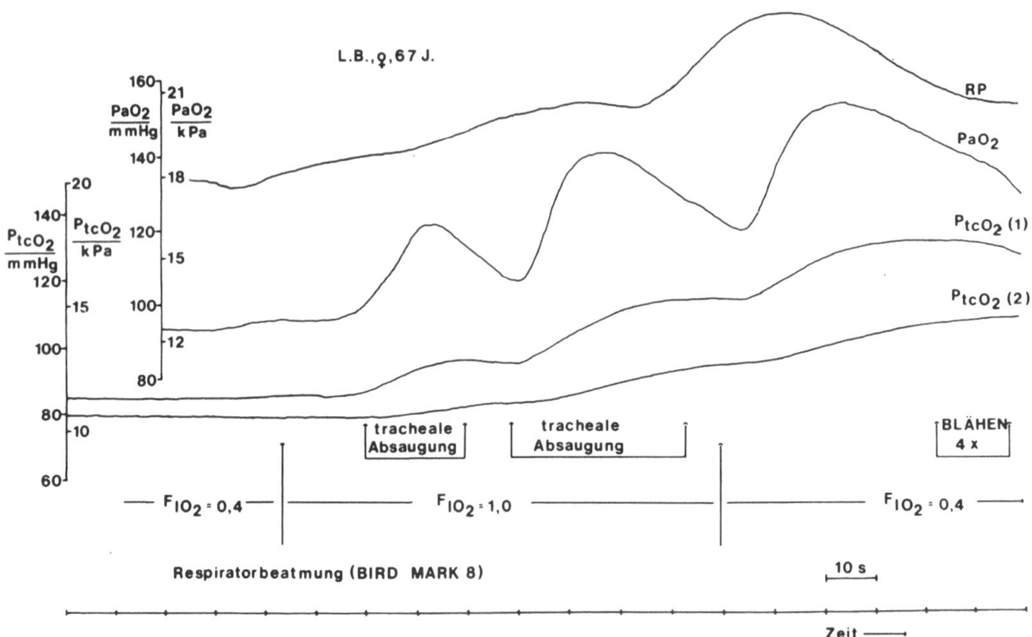



**Abb. 25.** Verhalten des arteriellen PO$_2$ (PaO$_2$) bei tracheobronchialer Absaugung nach Erhöhung der inspiratorischen O$_2$-Konzentration auf 100%. Die Registrierung zweier transkutaner PO$_2$-Elektroden (P$_{tcO_2}$) verläuft deutlich gedämpft

Auch bei bronchofiberskopischer Bronchialtoilette können arterielle Hypoxämien auftreten. Eigene fortlaufende Registrierungen des arteriellen PO$_2$ an 9 Intensivpatienten haben gezeigt, daß bei beatmeten Patienten nach mindestens 1minütiger Vorbeatmung mit reinem Sauerstoff und intermittierender Bronchoskopie von jeweils 30 bis 40 s Dauer eine arterielle Hypoxämie vermieden werden kann, auch wenn die Beatmung während der Bronchoskopie jeweils unterbrochen wird. Bei länger dauernder Bronchoskopie sollte die Beatmung während der Endoskopie fortgesetzt werden. Auch die bronchofiberskopische Bronchiallavage wird bei Spontanatmung bzw. unterbrochener Respiratorbeatmung gut toleriert, wenn die Spülflüssigkeit unmittelbar nach der Instillation unter endoskopischer Sicht abgesaugt wird. Abbildung 26 läßt erkennen, daß die intermittierenden bronchoskopischen Absaug- und Spülmanöver bei einer 67jährigen spontan atmenden intubierten Patientin bei Luftatmung lediglich zu kurzzeitigen PO$_2$-Senkungen von etwa 80 auf etwa 65 mmHg führen. Die gleichzeitigen Anstiege des arteriellen Mitteldrucks sind durch Hustenstöße während dieser Absaugung bedingt.

Als kontinuierliche Parameter werden bei Intensivpatienten auch bei respiratorischer Insuffizienz heute lediglich die Herzfrequenz sowie evtl. die Atemfrequenz und der arterielle Blutdruck routinemäßig überwacht. Die spirometrischen Atemgrößen und die Blutgase werden demgegenüber im allgemeinen nur diskontinuierlich erfaßt. Es wurde deshalb die Frage überprüft, wie häufig und wie charakteristisch Puls- und Blutdruckveränderungen bei arteriellen Hypoxämien sind. Hierzu wurden bei 8 bzw. 10 Patienten, bei denen hypoxämische Phasen (PaO$_2$ unter 60 mmHg, entsprechend 8 kPa) aufgetreten waren, die Mittelwerte der kontinuierlich registrierten Herzfrequenz und des arteriellen Mitteldrucks in den

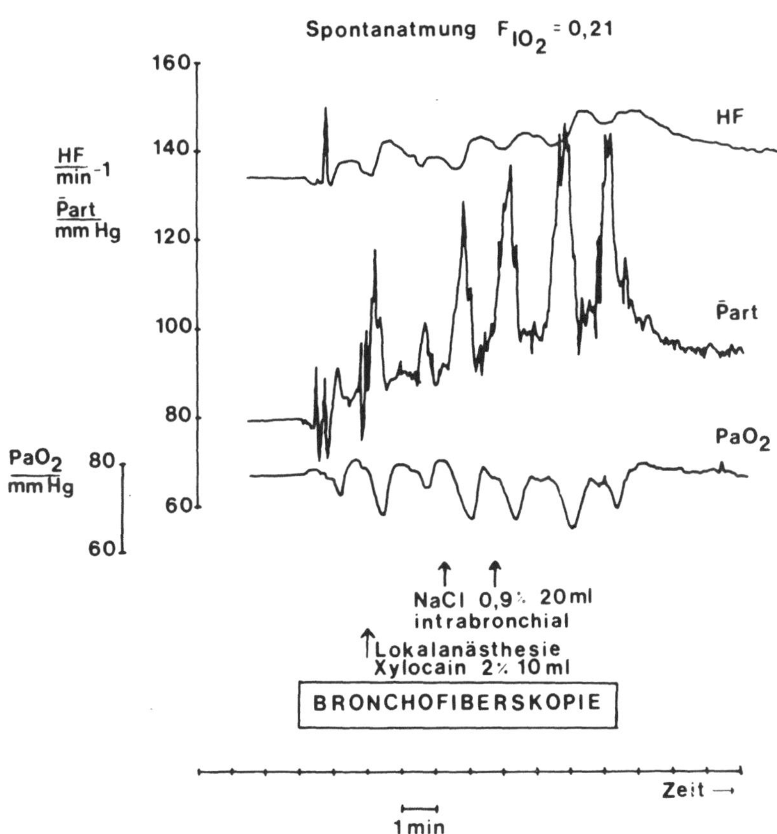



**Abb. 26.** Verhalten des arteriellen PO$_2$ bei intermittierender bronchofibroskopischer Absaugung und Bronchiallavage

hypoxämischen Phasen mit den entsprechenden Werten bei Normoxämie (PaO$_2$ über 70 mmHg, entsprechend 9,3 kPa) verglichen. In insgesamt 13 Meßperioden bei 8 Patienten fand sich in Verbindung mit dem Auftreten einer mäßiggradigen arteriellen Hypoxämie nur dreimal ein Anstieg der Herzfrequenz um mehr als 10 Schläge/min; 10mal zeigte die Herzfrequenz lediglich Veränderungen um weniger als 10 Schläge/min (Abb. 27). Der arterielle Mitteldruck zeigte in 16 Meßperioden bei 10 Patienten 2mal einen Abfall und 3mal einen Anstieg um mehr als 10 mmHg (1,3 kPa) in Verbindung mit einem PaO$_2$-Abfall unter 60 mmHg (8 kPa). In den restlichen Meßperioden waren die mit dem PO$_2$-Abfall verbundenen Änderungen des mittleren arteriellen Blutdrucks kleiner als 10 mmHg (Abb. 28). Die Ergebnisse sprechen dafür, daß eine mäßiggradige arterielle Hypoxämie durch Pulsfrequenz- und Blutdruckveränderungen nicht zuverlässig angezeigt wird.

Unter kontinuierlicher PaO$_2$-Überwachung können frühzeitige Spontanatmungsversuche nach Respiratortherapie relativ gefahrlos vorgenommen werden. Abbildung 29 zeigt bei einer 60jährigen Patientin mit einer abszedierten Pneumonie und eitrigen Meningitis

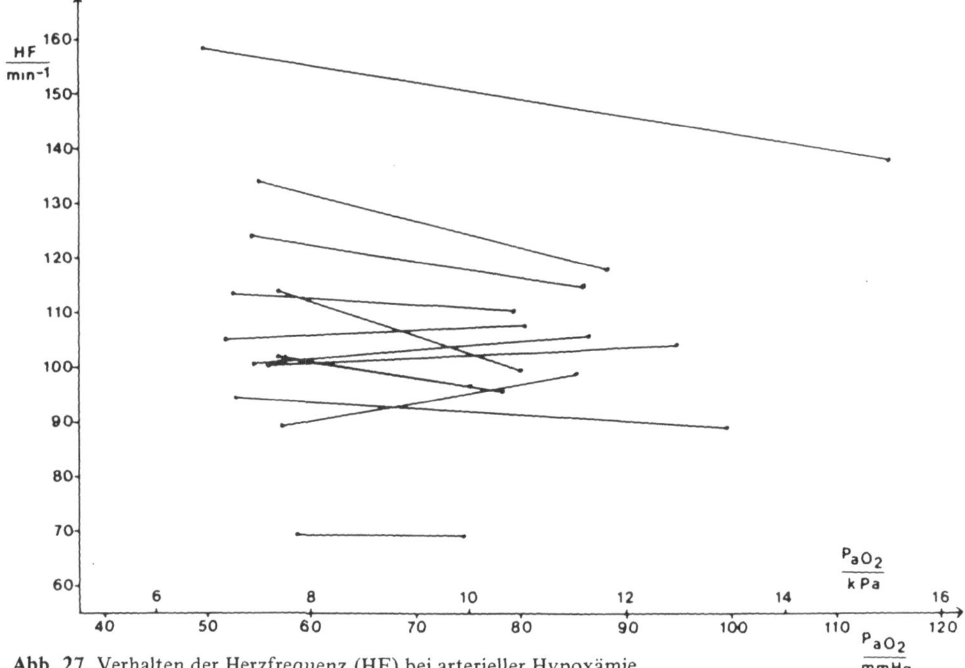

**Abb. 27.** Verhalten der Herzfrequenz (HF) bei arterieller Hypoxämie
(8 beatmete Patienten, 13 Meßperioden)

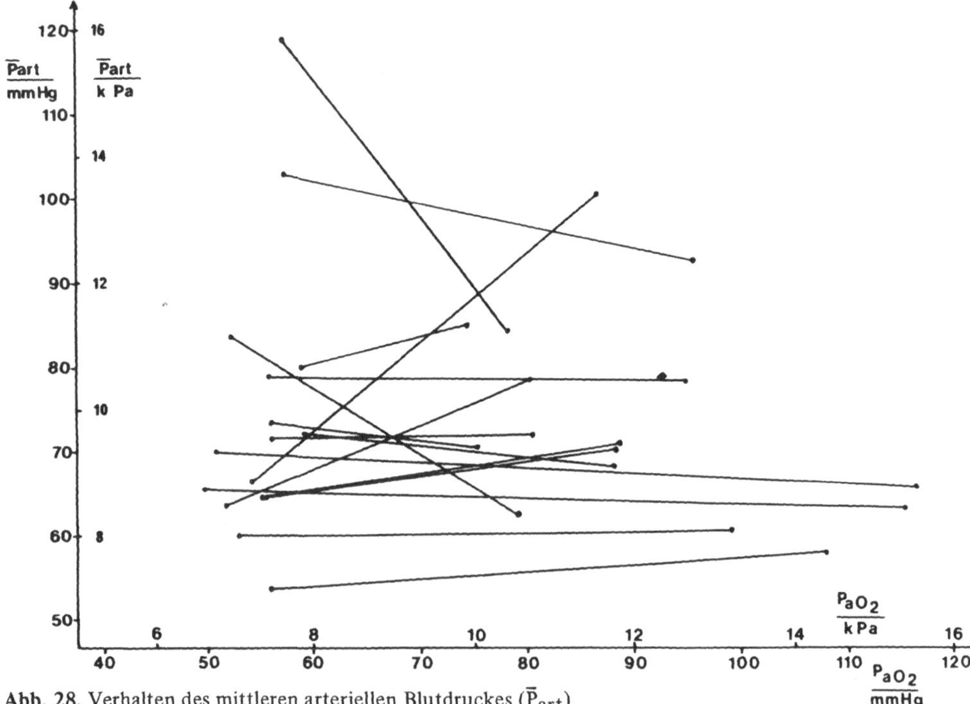

**Abb. 28.** Verhalten des mittleren arteriellen Blutdruckes ($\overline{P}_{art}$)
bei arterieller Hypoxämie (10 beatmete Patienten, 16 Meßperioden)

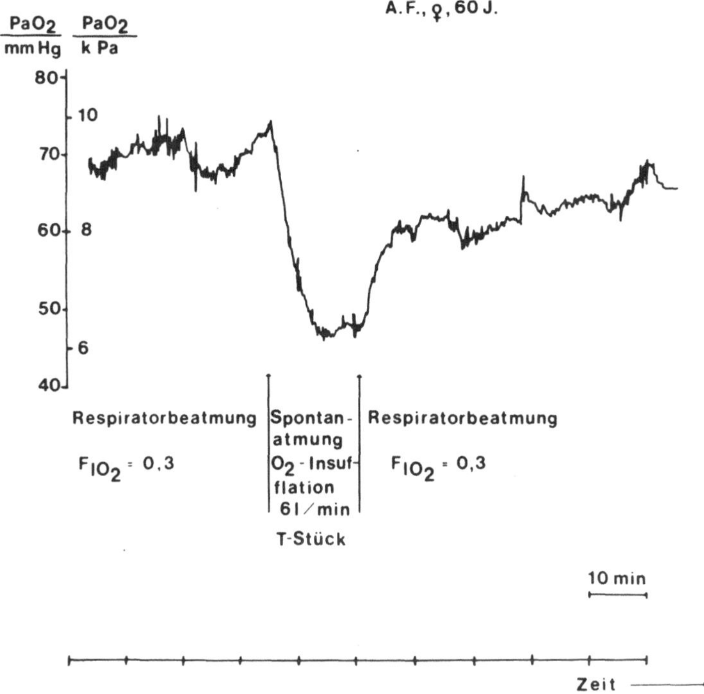


**Abb. 29.** Abbruch eines Spontanatmungsversuches nach Respiratortherapie wegen arterieller Hypoxämie

einen Spontanatmungsversuch, der wegen unzureichender Atmung mit kritischem $PO_2$-Abfall abgebrochen werden mußte. Demgegenüber demonstriert Abbildung 14 die erfolgreiche Beendigung der Respiratorbeatmung.

## 4.3.2 Diskussion

Die vorliegenden Untersuchungen zeigen unter der Respiratorbeatmung erhebliche $PaO_2$-Schwankungen, die durch verschiedenartige Einflüsse hervorgerufen werden und deren Dynamik mit diskontinuierlichen $PO_2$-Messungen nicht ausreichend zu erfassen ist. Die Wahl des geeigneten Zeitpunktes der trachealen Intubation und des Beginns der Respiratorbeatmung kann anhand der kontinuierlichen $PaO_2$-Messung exakter bestimmt werden als allein mit Hilfe klinischer Daten sowie diskontinuierlicher Untersuchungen der Atemmechanik und des pulmonalen Gasaustausches. Der Effekt der Respiratorbeatmung auf den pulmonalen Sauerstoffaustausch ist jederzeit und ohne Verzögerung ablesbar. Eine besondere Bedeutung kommt der kontinuierlichen $PaO_2$-Messung in der Wahl der geeigneten Beatmungsmodifikationen zu. Bei der Respiratoreinstellung müssen im wesentlichen folgende Parameter berücksichtigt werden: Atemzugvolumen, Atemfrequenz, inspiratorischer Beatmungsdruck, in- und exspiratorische Strömungsgeschwindigkeit, Atemzeitquotient, inspiratorische Sauerstoffkonzentration, endexspiratorischer Druck und inspiratorisches Druckplateau. Wenngleich in der Einstellung dieser Parameter von bestimmten Gesetzmäßigkeiten ausgegangen werden kann [12, 82, 87], so ist die Auswirkung von Veränderungen der einzelnen Atmungsparameter — wie kasuistisch gezeigt wurde — im individuellen Fall, besonders bei schweren pulmonalen Gasaustauschstörungen, nicht vorhersehbar. Die Beatmung muß daher durch systematische Prüfung der Beatmungsparameter unter kurzfristiger Blutgaskontrolle auf die für den individuellen Fall optimalen Verhältnisse eingestellt werden, wobei die kontinuierliche Blutgasanalyse die Beurteilung des Therapieeffektes wesentlich erleichtert. Die raschen und beträchtlichen PO$_2$-Schwankungen der beschriebenen Fälle lassen erkennen, daß auch häufige diskontinuierliche Blutgasanalysen die tatsächlichen Änderungen des pulmonalen Gasaustausches nur sehr unvollständig erfassen würden.

Allerdings muß hier einschränkend angemerkt werden, daß auch die Kenntnis des kontinuierlich gemessenen PaO$_2$ allein noch keine optimale Einstellung des PEEP ermöglicht, da hierzu letztlich die Kenntnis der optimalen Gewebsoxygenation erforderlich ist und das Herzzeitvolumen durch ansteigende PEEP-Beatmungsdrucke häufig reduziert wird (Lit. bei [87]). Die Gewebsoxygenation kann anhand der Sauerstoffverfügbarkeit im Muskelgewebe beurteilt werden, die mittels einer polarographischen PO$_2$-Elektrode bestimmt werden kann [13]. Weitere klinisch eher praktikable Möglichkeiten zur Feststellung des optimalen PEEP sind die Bestimmung der maximalen Sauerstofftransportkapazität [247] und die Messung des gemischt-venösen Sauerstoffpartialdrucks, der ebenfalls kontinuierlich registriert werden kann [7, 69], oder der gemischt-venösen Sauerstoffsättigung, sowie der effektiven thorako-pulmonalen Compliance [247]. Diese Untersuchungen sind jedoch — abgesehen von der letzten Methode — relativ aufwendig. Durch die Kombination der Bestimmung der maximalen effektiven thorakopulmonalen Compliance und der kontinuierlichen PaO$_2$-Messung läßt sich auch bei schweren Gasaustauschstörungen in den meisten Fällen mit relativ geringem Aufwand der Bereich des „best PEEP" eingrenzen.

Die maschinelle Seufzerbeatmung hat nach Anwendung höherer Atemzugvolumina (12 bis 15 ml/kg Körpergewicht) an Bedeutung verloren [12, 248]. Nach unseren Beobachtungen führt die Seufzerbeatmung nur dann zu einem PaO$_2$-Anstieg, wenn mit einem endexspiratorischen Druck von Null oder niedrigen positiv endexspiratorischen Drucken beatmet wird. Bei höheren endexspiratorischen Drucken von etwa 10 cm H$_2$O ist zumeist kein zusätzlicher positiver Effekt der Seufzerbeatmung zu erkennen. In diesen Fällen kann — wie die eigenen Untersuchungen gezeigt haben — mitunter sogar ein PaO$_2$-Abfall eintreten, der wahrscheinlich durch zirkulatorische Änderungen (Abfall des Herzzeitvolumens, Umverteilung der Lungenperfusion) infolge der Seufzerbeatmung hervorgerufen wird. Die maschinelle Seufzerbeatmung ist aus den angegebenen Gründen heute nur noch selten indiziert. Eine manuelle mit dem Beatmungsbeutel durchgeführte Lungenblähung nach tracheobronchialer Absaugung erscheint demgegenüber weiterhin sinnvoll.

Akut bedrohliche Beatmungskomplikationen wie Diskonnektion des Beatmungssystems, Undichtigkeit im Respiratorsystem und ausgedehnte Verlegung der Atemwege werden durch die kontinuierliche PaO$_2$-Messung unverzüglich angezeigt. Die fortlaufende PO$_2$-Überwachung bestätigt die auch von anderen Autoren beobachteten PaO$_2$-Senkungen bei tracheo-bronchialen Absaugmanövern [88, 92, 235]. Der PO$_2$-Abfall während des Absaugens ist neben reflektorischen Einflüssen und einer Blutvolumenverschiebung mit akuter Volumenbelastung des Herzens bei plötzlich geänderten intrathorakalen Drücken ein weiterer Faktor, der die nicht seltenen kardiozirkulatorischen Zwischenfälle (Bradykardie, Asystolie, Kreislaufversagen) bei oder kurz nach tracheobronchialem Absaugen erklärt. Heinonen und Poppius [88] sowie Hempelmann et al. [92] haben zur Vermeidung arterieller Hypoxämien bei tracheobronchialer Absaugung eine 1minütige Vorbeatmung mit reinem Sauerstoff empfohlen. Diese Zeit reicht nach den eigenen Beobachtungen auch bei Berücksichtigung der unterschiedlichen O$_2$-Einmischzeiten verschiedener Respiratormodelle bei Beschränkung der

Absaugdauer auf maximal 30 s aus, um eine arterielle Hypoxämie bei tracheobronchialer
Absaugung zu vermeiden, sofern nicht bereits primär hohe inspiratorische Sauerstoffkonzentrationen von 70 bis 100% $O_2$ erforderlich sind. Die einfach durchzuführende Vorbeatmung mit reinem Sauerstoff vor tracheobronchialer Absaugung wird in der klinischen
Praxis noch zu wenig angewendet.

In den letzten Jahren haben die Fiberbronchoskopie und die fiberskopische Bronchiallavage zunehmend Eingang in die intensivmedizinische Betreuung von Patienten mit akuter
respiratorischer Insuffizienz gefunden (Lit. bei [77]). Als Komplikationsmöglichkeit wurde
insbesondere die arterielle Hypoxämie beschrieben [2]. Da diese Methode es erlaubt, die
tracheobronchiale Absaugung und die Bronchiallavage intermittierend in Perioden von jeweils 30 bis 40 s durchzuführen, kann — wie die kontinuierliche $PO_2$-Messung gezeigt hat —
auch hierbei eine arterielle Hypoxämie durch intermittierende Beatmung mit reinem Sauerstoff vermieden werden. Bei länger dauernder Bronchoskopie sollte die Beatmung während
der Endoskopie fortgesetzt werden.

Die Entwöhnung vom Respirator und der Übergang zur Spontanatmung können bei
Langzeitbeatmung erhebliche Probleme aufwerfen. Bei zu frühzeitiger Spontanatmung dro-
hen die Komplikationen der respiratorischen Insuffizienz, bei verspätetem Übergang auf die
Spontanatmung wird der Patient unnötig den Risiken der Respiratortherapie ausgesetzt,
die Entwöhnung wird mit verlängerter Respiratortherapie zusätzlich erschwert. Der Einsatz
neuartiger Techniken der Spontanatmung wie der CPAP-(continuous positive airway
pressure)-Atmung und der IMV-(intermittend mandatory ventilation)-Beatmung ermöglicht
mitunter eine frühzeitigere Beendigung der Respiratortherapie [33, 82]. Wie die eigenen
Untersuchungen gezeigt haben, sind die bisherigen kontinuierlichen Überwachungsparameter, wie Herzfrequenz und arterieller Blutdruck, nicht geeignet, eine arterielle Hypoxämie
mäßigen Grades zuverlässig anzuzeigen. A. Huch et al. [116] sowie R. Huch et al. [125] haben hinsichtlich der Herzfrequenz ähnliche Beobachtungen gemacht. Sie demonstrierten bei
Neugeborenen erhebliche Senkungen der transkutan gemessenen $PO_2$, die ohne wesentliche
Veränderungen der Herzfrequenz auftraten. Unter kontinuierlicher $PaO_2$-Überwachung sind
demgegenüber frühzeitige Spontanatmungsversuche, evtl. auch unter Applikation der CPAP-
und IMV-Technik, relativ gefahrlos durchzuführen.

Neben der kontinuierlichen $PaO_2$-Messung sind zur Überwachung einer Respiratortherapie weiterhin Messungen des arteriellen $PCO_2$ erforderlich. Bei Anwendung volumenkonstan-
ter Respiratortypen sind jedoch Schwankungen des arteriellen $PCO_2$ wesentlich geringer ausgeprägt als die des $PO_2$, so daß diskontinuierliche $PCO_2$-Messungen als ausreichend angesehen werden können. Insbesondere bei Patienten mit schweren obstruktiven Ventilations-
störungen sind weiterhin engmaschige $PCO_2$-Kontrollen unerläßlich. Bei konstanter inspiratorischer $O_2$-Konzentration erlaubt die kontinuierliche $PaO_2$-Messung jedoch auch bei diesen Patienten Rückschlüsse auf den Trendverlauf der alveolären Ventilation, so daß auch hier
die Überwachungsmöglichkeiten des pulmonalen Gasaustausches wesentlich verbessert werden.

## 4.4 Stickstoffinsufflation bei Paraquatvergiftungen

Da nach tierexperimentellen Untersuchungen die Toxizität des Herbizids Paraquat durch
höhere Sauerstoffkonzentrationen gesteigert wird [50], wird zur Vermeidung der Paraquatbedingten Lungenveränderungen die Erniedrigung der inspiratorischen Sauerstoffkonzen-

tration durch eine Stickstoffinhalation empfohlen [35]. Wegen der inkonstanten Stickstoff-
zumischung bei Applikation über eine Nasensonde oder eine Gesichtsmaske sowie wegen der
möglichen Entwicklung von toxischen Lungenveränderungen, die eine Hypoxämie herbei-
führen können, liegt die Anwendung der kontinuierlichen intraarteriellen PO$_2$-Überwachung
nahe.

### 4.4.1 Eigene Untersuchungen

Bei zwei Patienten mit Paraquatintoxikationen wurde eine arterielle PO$_2$-Überwachung vorgenommen:

Der 46jährige Patient F. H. hatte versehentlich einen Schluck Paraquat zu sich genommen. Die Stickstoffinhalation in einer Dosierung von 4 bis 5 l/min wurde neben der üblichen
Therapie über 6 Tage durchgeführt. Gleichzeitig erfolgte eine kontinuierliche PaO$_2$-Über-
wachung. Gravierende Organschäden traten nicht auf. Der Patient konnte nach 3wöchiger
Behandlung nach Hause entlassen werden.

Der zweite Patient, W. W., 51 Jahre, hatte 100 ml Paraquat in suizidaler Absicht zu
sich genommen. Die Stickstoffinsufflation, die über 3 1/2 Tage anhand der arteriellen PO$_2$-
Werte kontinuierlich überwacht wurde, mußte nach 36 Stunden wegen der Entwicklung
einer schweren pulmonalen Gasaustauschstörung abgebrochen werden. In der Folgezeit war
eine Respiratorbeatmung erforderlich. Der Patient verstarb nach 5 Tagen an den intoxika-
tionsbedingten Lungenveränderungen.

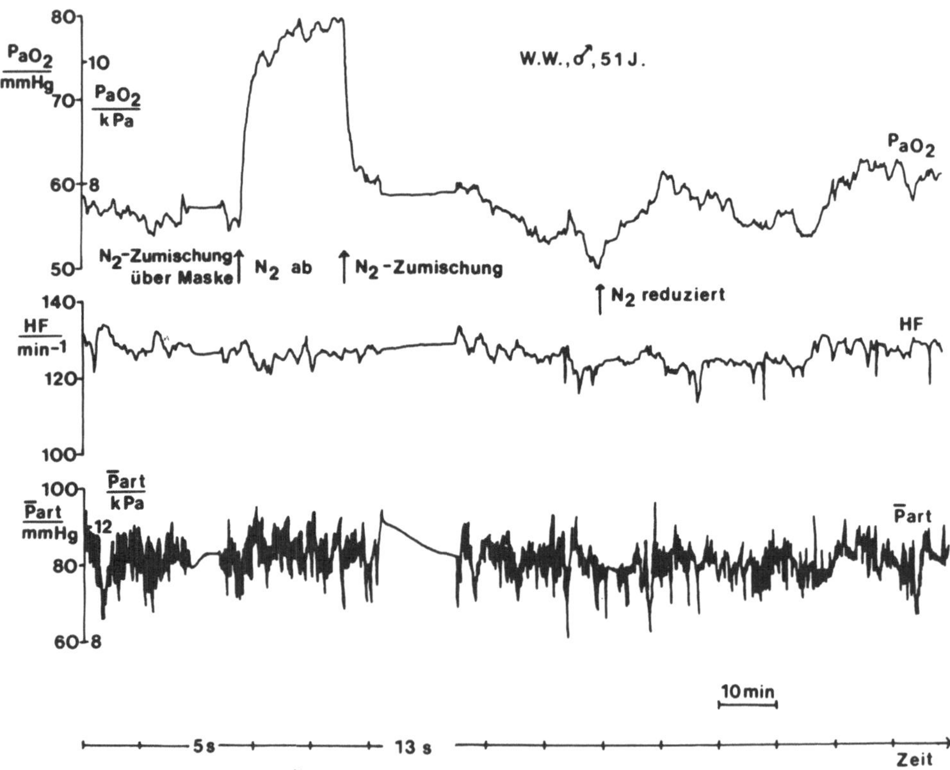


Abb. 30. Kontinuierliche PaO$_2$-Überwachung bei Stickstoffinhalation

Abbildung 30 zeigt einen Ausschnitt der $PaO_2$-Registrierung des Patienten W. W. am
1. Tag nach der Intoxikation. Es ist zu erkennen, daß der arterielle $PO_2$ nach Unterbrechung
der Stickstoffinhalation (Entfernung der Gesichtsmaske durch den Patienten) sofort in den
Normbereich zurückkehrt. Während der $N_2$-Inhalation wurden arterielle $PO_2$-Werte von 50
bis 60 mmHg (6,7 bis 8 kPa) angestrebt. Bei einem unerwünschten $PO_2$-Abfall kann — wie
gegen Ende des registrierten Beispiels gezeigt — der arterielle $PO_2$ durch die Verminderung
der Stickstoffinhalation rasch korrigiert werden.

### 4.4.2 Diskussion

Durch die kontinuierliche $PaO_2$-Messung wird eine lückenlose Überwachung der $N_2$-Inhala-
tion bei Paraquatintoxikationen gewährleistet. Eine Ineffektivität dieser Behandlungsmaß-
nahme durch unzureichende $N_2$-Zufuhr kann ebenso vermieden werden wie eine bedrohliche Hypoxämie. Rhodes et al. [209] konnten im Tierversuch nachweisen, daß die Letali-
tät der Paraquatintoxikation durch Hypoxieatmung ($FIO_2$ = 0,1) beträchtlich gesenkt
werden konnte, daß jedoch eine kurzzeitige Luftatmung bei den Tieren zum toxischen
Lungenödem und zum Tod führte. Die Frage, ob durch diese Behandlung auch beim Menschen die Häufigkeit und Schwere paraquatbedingter Lungenveränderungen reduziert wird,
kann im Rahmen dieser Arbeit nicht näher erörtert werden. Wie der zweite beschriebene
Fall zeigt, können zumindest bei schweren Paraquatintoxikationen auch durch eine lücken-
los kontrollierte $N_2$-Inhalation mit nur einzelnen kurzzeitigen Unterbrechungen zum Tode
führende Lungenveränderungen nicht mit Sicherheit vermieden werden. Kürzlich ist eine
hypoxygene künstliche Beatmung mit positivem endexspiratorischem Druck zur Prophy-
laxe der paraquatbedingten Lungenveränderungen empfohlen worden [35a]. Hierbei wird
möglichst frühzeitig nach der Paraquat-Ingestion eine künstliche Beatmung mit PEEP und
erniedrigter inspiratorischer Sauerstoffkonzentration begonnen. Auch bei diesem Verfahren wird durch die kontinuierliche $PaO_2$-Messung die Einstellung des erwünschten
arteriellen Sauerstoffpartialdruckes erleichtert. Weitere Beobachtungen sind erforderlich,
um die Effektivität dieses neuen Therapieverfahrens zu klären.

## 4.5 Kreislaufbedingte Schwankungen des arteriellen Sauerstoffpartialdruckes

Die gleichzeitige kontinuierliche Registrierung von Kreislaufparametern und arteriellem $PO_2$
erlaubt im Vergleich zu diskontinuierlichen $PO_2$-Messungen eine genauere Analyse des Einflusses kurzfristiger Kreislaufänderungen auf den pulmonalen Gasaustausch.

### 4.5.1 Eigene Untersuchungen

Abbildung 31 zeigt einen massiven Blutdruckabfall nach Injektion von Thalamonal und
Pancuronium bei einer 60jährigen, beatmeten Patientin mit einer abszedierenden Pneumonie
und einer eitrigen Meningitis. Der Blutdruckabfall ist von einem initialen Anstieg und einem
nachfolgenden Abfall des arteriellen $PO_2$ begleitet. Nach intravenöser Injektion von 10 mg
Valium (Abb. 32) trat ebenfalls ein ausgeprägter Blutdruckabfall sowie ein deutlicher Abfall
des Herzzeitvolumens auf. Die Kreislaufveränderungen gingen wiederum mit einem initialen
Anstieg und einem nachfolgenden Abfall des $PaO_2$ einher. Dieser zweiphasige Verlauf des
arteriellen $PO_2$ konnte in ähnlicher Form bei mehreren beatmeten Patienten mit Kreislauf-

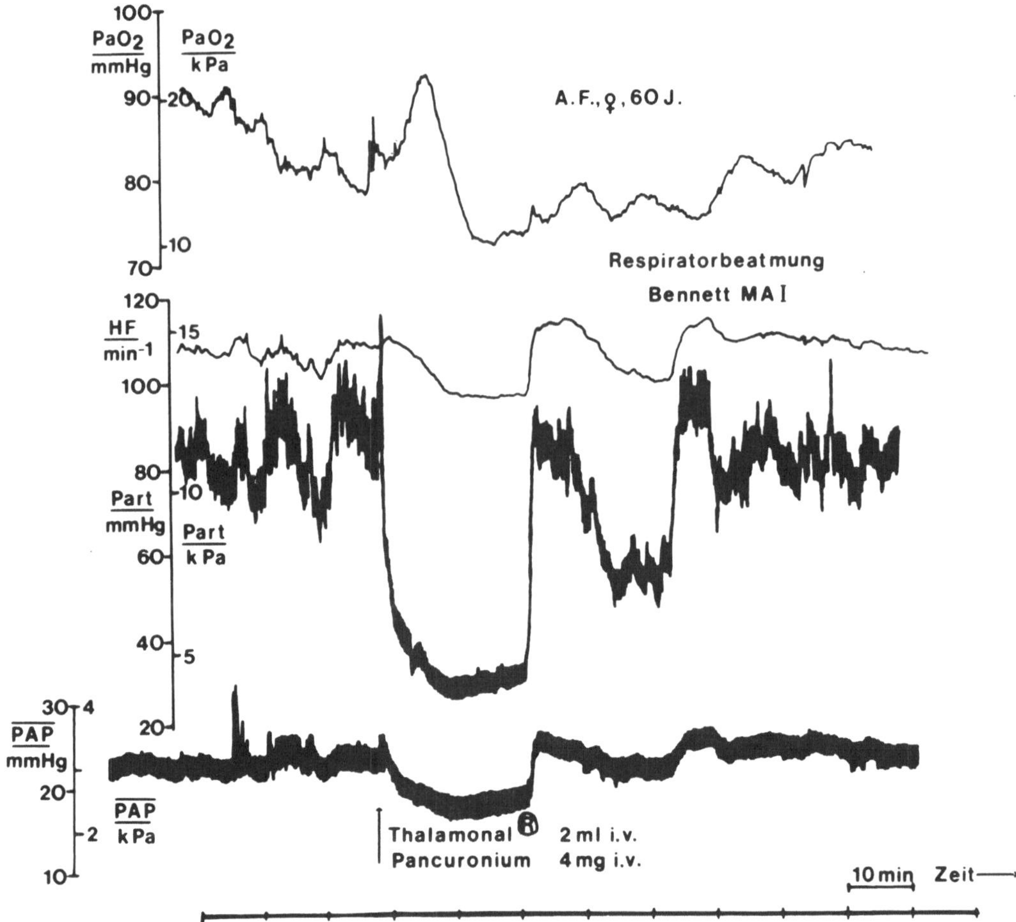



**Abb. 31.** Verhalten des arteriellen PO$_2$ bei medikamentös induziertem Abfall des mittleren arteriellen (P$_{art}$) und pulmonalarteriellen (P$_{ap}$) Blutdrucks

insuffizienz und raschem Blutdruckabfall beobachtet werden (s. auch Abb. 43). Mitunter war der initiale PO$_2$-Anstieg allerdings weniger deutlich, der Blutdruckabfall ging dann überwiegend mit einem PaO$_2$-Abfall einher.

Bei derselben Patientin kam es reproduzierbar durch Spülung des Venenkatheters bei der Messung des zentralen Venendrucks zu starken Anstiegen des mittleren arteriellen und pulmonal-arteriellen Blutdruckes mit z.T. diskordanten PO$_2$-Schwankungen (Abb. 33). Die Blutdruckschwankungen sind damit zu erklären, daß die der kreislaufinsuffizienten Patientin über Perfusoren verabreichten Dopamin- und Novadral-Lösungen, die sich in dem Katheter befanden, bei der Spülung bolusartig injiziert wurden und über eine Steigerung des Herzzeitvolumens und des peripheren Gefäßwiderstandes den Blutdruckanstieg hervorriefen.

Ein weiteres Beispiel für die Beeinflussung des arteriellen PO$_2$ durch kurzfristige Änderung der Haemodynamik zeigt Abbildung 34. Es handelt sich um einen 68jährigen beatmeten Patienten mit einer Aortenstenose und einem Zustand nach Reanimation. Während der Reanimation war wegen eines AV-Blocks zweiten bis dritten Grades eine transvenöse Elek-

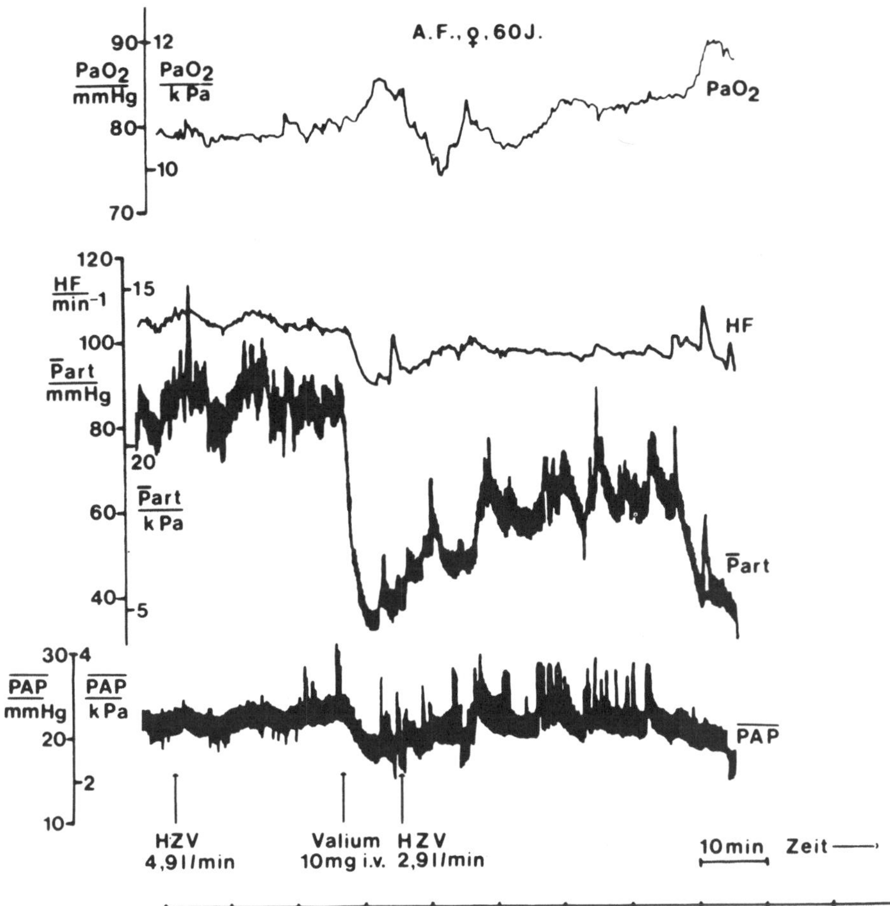



Abb. 32. Verhalten des arteriellen $PO_2$ bei medikamentös induziertem Abfall des arteriellen und pulmonal-arteriellen Blutdrucks

trostimulationssonde des Herzens appliziert worden. Zum Zeitpunkt der Registrierung lag ein intermittierender AV-Block zweiten Grades vor, der zu einem periodischen Wechsel zwischen einem Sinusrhythmus mit einer Frequenz um 120/min und einem Schrittmacherrhythmus mit einer Frequenz von 72/min führte. Neben dem arteriellen $PO_2$ wurde mit einer Roche-Katheterelektrode der gemischt-venöse $PO_2$ in der Pulmonalarterie registriert. Die abrupten Herzfrequenzänderungen führten wahrscheinlich über Änderungen des Herzzeitvolumens zu korrespondierenden Änderungen des arteriellen Mitteldruckes und des gemischt-venösen $PO_2$. Darüber hinaus spiegeln sich die Änderungen des gemischt-venösen $PO_2$ im Verlauf des arteriellen $PO_2$ wider.

Unter einer Therapie mit Nitroglyzerin konnte bei mehreren Patienten reproduzierbar ein $PaO_2$-Abfall nachgewiesen werden. Abbildung 35 zeigt eine polygraphische Registrierung bei einem 62jährigen spontan atmenden Patienten mit einem Vorderwandinfarkt mit einer ausgeprägten Lungenstauung. Nach sublingualer Gabe von 1,6 mg Nitroglyzerin kam es reprodzierbar zu einem deutlichen Abfall des pulmonalarteriellen Mitteldrucks und des arte-

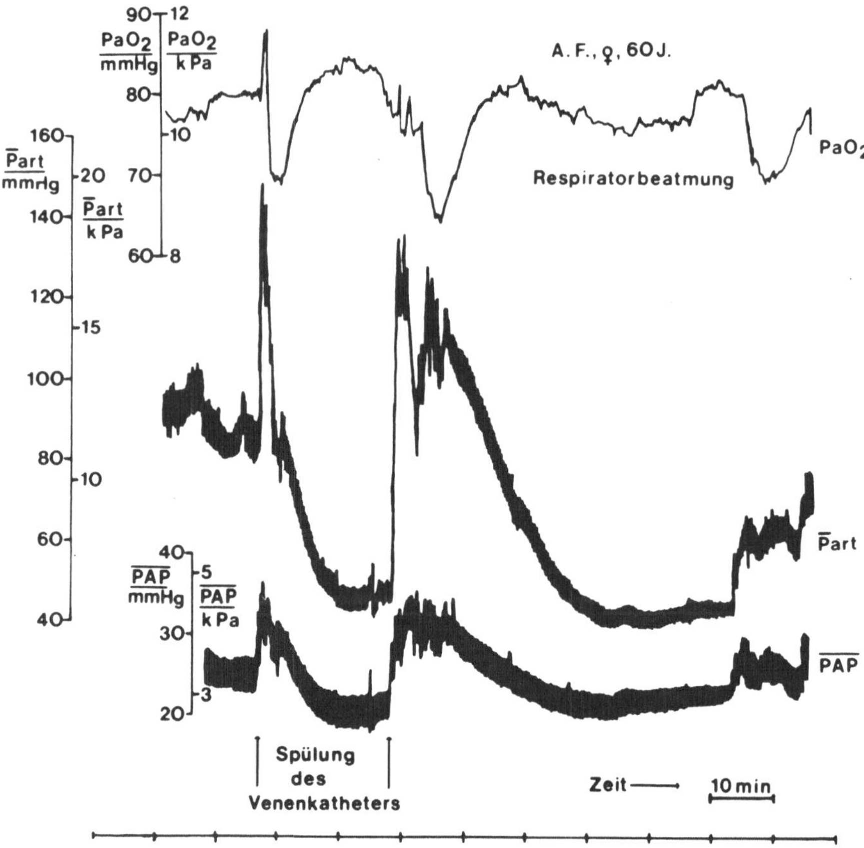


**Abb. 33.** Verhalten des arteriellen PO$_2$ bei medikamentös induziertem Anstieg des arteriellen und pulmonal-arteriellen Blutdrucks

riellen Sauerstoffpartialdrucks sowie zu einem leichtgradigen Abfall des arteriellen Mitteldrucks. Zur weiteren Klärung des Einflusses von Nitroglyzerin auf den pulmonalen Gasaustausch wurde bei 6 Patienten (5 Männer, 1 Frau) mit chronisch-obstruktiven Atemwegserkrankungen eine kontinuierliche massenspektrometrische Messung des endexspiratorischen PO$_2$ und eine kontinuierliche PaO$_2$-Messung vorgenommen. Es handelte sich um die Patienten Nr. 5, 6, 7, 8, 9, 12 aus Tabelle 4. Das Alter der Patienten betrug 45 bis 71 Jahre. Abbildung 36 zeigt einen geringen Anstieg des endexspiratorischen PO$_2$ mit einem Maximum 3 bis 4 min nach sublingualer Applikation von 1,6 mg Nitroglyzerin sowie einen deutlichen Abfall des Mittelwertes des arteriellen PO$_2$ um etwa 11 mmHg 9 min nach Nitroglyzeringabe. Entsprechend diesen Veränderungen tritt eine Zunahme der endexspiratorisch-arteriellen PO$_2$-Differenz auf. Ein diskreter PaO$_2$-Abfall konnte auch bei einzelnen Patienten unter i.v.-Injektion von 0,24 g Aminophyllin nachgewiesen werden.

Ein Lagewechsel zur Seitenlagerung, der bei beatmeten Intensivpatienten regelmäßig in stündlichen Abständen zur Vermeidung stärkerer Verteilungsstörungen vorgenommen werden muß, führte bei mehreren Patienten zu einem Abfall des PaO$_2$ um 5 bis 10 mmHg (Abb. 20 und 21). Bei einzelnen Patienten, bei denen eine kontinuierliche Messung des ge-

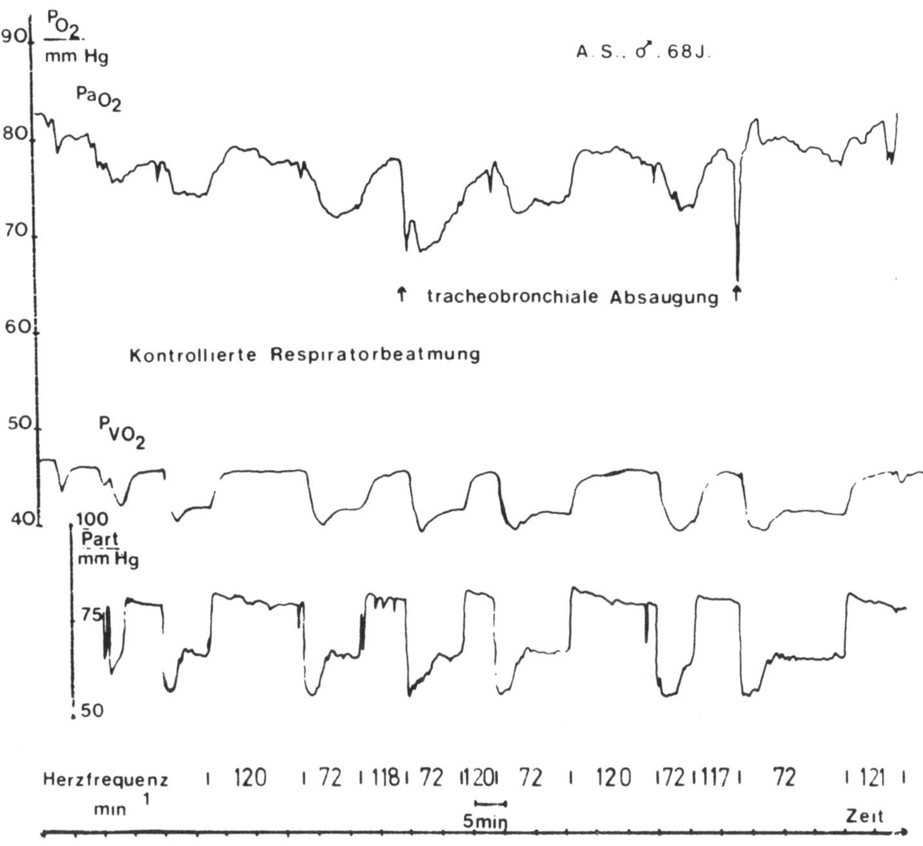


**Abb. 34.** Beeinflussung des arteriellen (PaO$_2$) und gemischtvenösen (PV̄O$_2$) Sauerstoffpartialdrucks durch rasche Änderung der Haemodynamik

misch-venösen PO$_2$ vorgenommen worden war, konnten wir ebenfalls bei Lagewechsel eine Senkung des gemischt-venösen PO$_2$ beobachten.

### 4.5.2 Diskussion

Der arterielle Sauerstoffpartialdruck wird bestimmt von dem inspiratorischen O$_2$-Partial-druck, der Sauerstoffaufnahme, der alveolären Ventilation, dem Ventilations-Perfusions-und dem Diffusions-Perfusionsverhältnis sowie von der venösen Beimischung (Rechts-Links-Shunt). Kreislaufveränderungen nehmen dabei über Veränderungen des Ventilations-Perfu-sions-Verhältnisses Einfluß auf den PaO$_2$, und zwar sowohl durch Blutdruckänderungen im Lungenkreislauf als durch Veränderungen des Herzzeitvolumens [141, 258]. Die Änderun-gen des Ventilations-Perfusions-Verhältnisses können sowohl den Mittelwert als auch die Häufigkeitsverteilung dieses Verhältnisses in den einzelnen Lungenkompartimenten betref-fen. Bei stärkerer pulmonalarterieller Drucksenkung und Verminderung des Herzzeitvolu-mens, z.B. infolge Induktion einer kontrollierten Hypotension mit Natriumnitroprussid, entwickelt sich eine zunehmende Inhomogenität des Ventilations-Perfusions-Verhältnisses

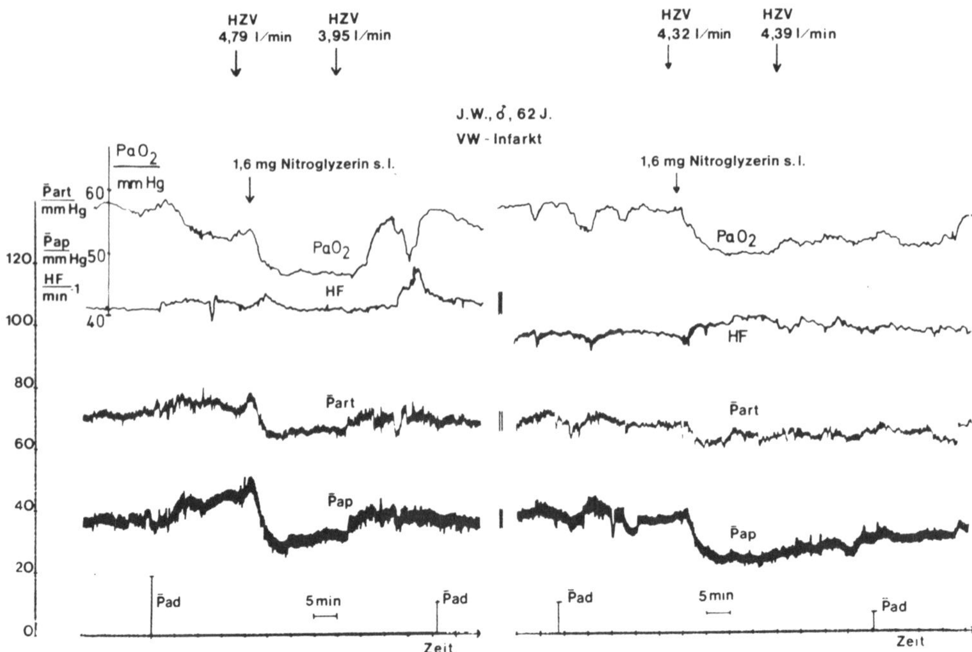


**Abb. 35.** Reproduzierbarer Abfall des arteriellen PO$_2$ bei einem 62jährigen Patienten mit Herzinfarkt und Lungenstauung nach sublingualer Nitroglyzerin-Gabe

mit Zunahme der alveolären Totraumventilation und des „physiologischen" Rechts-Links-Shunts sowie einem entsprechenden PaO$_2$-Abfall [41, 128, 262]. Geringe pulmonalkapilläre Druckanstiege führen andererseits zu einer Zunahme des arteriellen PO$_2$ [61]. Bei stärkeren pulmonalarteriellen und pulmonalkapillären Druckanstiegen mit Ausbildung einer Lungenstauung kommt es demgegenüber wieder zu einer Senkung des arteriellen PO$_2$ [48, 264]. Eine Verminderung des Herzzeitvolumens führt bei bestehender Ventilations-Perfusions-Inhomogenität zu einem Abfall des arteriellen PO$_2$, während bei fehlender Inhomogenität keine PaO$_2$-Änderung eintritt [258, 259]. Bei einem ausgeprägten intrapulmonalen Rechts-Links-Shunt ist bei einer Senkung des Herzzeitvolumens ebenfalls eine Verminderung des arteriellen PO$_2$ zu erwarten, da eine Verminderung des Herzzeitvolumens zu einer Senkung des gemischt-venösen Sauerstoffgehaltes führt und diese über den Shunt an das arterielle Blut weitergegeben wird [141, 246]. Andererseits konnten jedoch Wolff et al. [265] eine Verminderung des intrapulmonalen Rechts-Links-Shunts bei akut erniedrigtem Herzzeitvolumens nachweisen, so daß auch bei erheblichem Abfall des Herzzeitvolumens die alveolo-arterielle PO$_2$-Differenz konstant blieb. Gastinne et al. [54] haben einen Anstieg des intrapulmonalen Rechts-Links-Shunts bei ansteigendem Herzzeitvolumen bzw. bei abnehmendem Lungengefäßwiderstand nachgewiesen. Der Anstieg des Rechts-Links-Shunts wurde auf die Rekrutierung (recruitment) von Lungenkapillaren in minderbelüfteten Lungenabschnitten zurückgeführt.

Wegen der zum Teil entgegengesetzten Einzeleffekte ist ein individuell sehr unterschiedliches und möglicherweise auch kurzfristig wechselndes Verhalten des pulmonalen Gasaustausches bei Kreislaufinsuffizienz zu erwarten. Die kontinuierliche PaO$_2$-Messung demon-

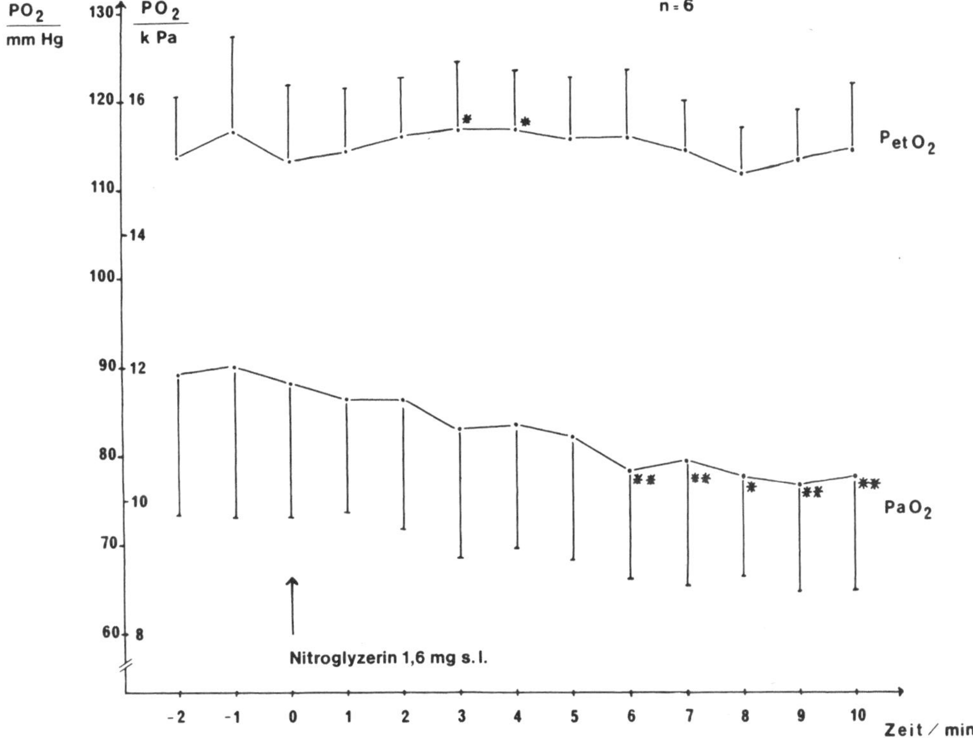


**Abb. 36.** Arterieller (PaO$_2$) und endexspiratorischer (P$_{et O_2}$) PO$_2$ bei 6 Patienten mit obstruktiven Ventilationsstörungen nach sublingualer Nitroglyzerin-Gabe (1,6 mg)

striert unmittelbar den Effekt der Kreislaufänderungen auf den pulmonalen Gasaustausch. Der von uns bei beatmeten Intensivpatienten wiederholt beobachtete initiale Anstieg des arteriellen Sauerstoffpartialdrucks bei ausgeprägtem Abfall des arteriellen Blutdrucks und des Herzzeitvolumens ist wahrscheinlich auf eine Reduktion des Rechts-Links-Shunts und eine vorübergehende Verminderung der Ventilations-Perfusions-Inhomogenität zurückzuführen. Eine Änderung der Ventilation ist dagegen nicht wahrscheinlich, da diese Patienten mit volumenkonstanten Respiratoren kontrolliert beatmet wurden. Außerdem ist bei plötzlich auftretender Kreislaufinsuffizienz eine Reduktion der Sauerstoffaufnahme als Ursache des PO$_2$-Anstiegs denkbar [194]. Der dem PaO$_2$-Anstieg nachfolgende Abfall ist vermutlich Folge einer Umverteilung der Lungenperfusion mit erneuter Zunahme der Ventilations-Perfusions-Inhomogenität. Der Abfall des arteriellen PO$_2$ bei akutem Anstieg des Blutdrucks (und wahrscheinlich auch des Herzzeitvolumens) nach versehentlicher bolusartiger Injektion von Dopamin und Novadral ist ebenfalls in erster Linie auf eine Umverteilung der Lungenperfusion mit Zunahme des Rechts-Links-Shunts bzw. der Ventilations-Perfusions-Inhomogenität zurückzuführen. Ein leichtgradiger arterieller PaO$_2$-Abfall wurde unter einer Dopamin-Behandlung wiederholt nachgewiesen [68, 188, 206, 222]. Bei gleichmäßiger Applikation von Dopamin mit dem Perfusor in einer Dosierung von 15 bis 400 $\mu$g/min konnten bei den von uns kontinuierlich überwachten Patienten jedoch keine stärkeren PaO$_2$-Senkungen beobachtet werden, die auf diese Therapie zurückgeführt werden müßten.

Die Übertragung der Schwankungen des gemischt-venösen $PO_2$ auf den Verlauf des arteriellen $PO_2$ (Abb. 34) spricht für das Vorliegen eines Rechts-Links-Kurzschlusses oder einer ausgeprägten Ventilations-Perfusions-Inhomogenität, welche die Schwankungen des gemischt-venösen Sauerstoffgehaltes unter Umgehung ausreichend ventilierter Lungenabschnitte an das arterielle Blut weitergeben.

Nach Applikation von Pharmaka, die den Lungengefäßwiderstand und/oder den bronchialen Strömungswiderstand herabsetzen, wurden wiederholt mehr oder weniger ausgeprägte Senkungen des arteriellen Sauerstoffpartialdruckes bzw. der arteriellen Sauerstoffsättigung beobachtet. Dieser Effekt wurde nach Aminophyllin, Adrenalin, Isoprenalin, Orciprenalin, Salbutamol, Fenoterol und Papaverin besonders bei Patienten mit chronischen obstruktiven Atemwegserkrankungen nachgewiesen [21, 28, 45, 56, 57, 81, 196, 232, 249, 260, 261]. Als Ursache dieser Veränderungen ist eine pulmonale Vasodilatation mit Beeinträchtigung des sogenannten Euler-Liljestrand-Mechanismus [43] anzunehmen. Hierdurch erfolgt eine Umverteilung der Lungenperfusion mit verstärkter Durchblutung minderbelüfteter Lungenabschnitte und entsprechender Zunahme der Ventilations-Perfusions-Inhomogenität. Daneben wird eine Zunahme der alveolären Totraumventilation bei Aufhebung lokaler bronchialer Obstruktionen als Ursache des $PO_2$-Abfalls diskutiert. Wahrscheinlich kommt auch dem Anstieg des Herzzeitvolumens mit „Rekrutierung" bisher verschlossener Lungenkapillaren in minderbelüfteten Lungenabschnitten eine Bedeutung zu. Pain et al. unterscheiden zwischen „responders", die bei Gabe pulmonal vasodilatierender Pharmaka mit einem $PaO_2$-Abfall reagieren, und „non-responders", bei denen ein derartiges Verhalten nicht nachgewiesen werden kann. In Einzelfällen wurden nach Aminophyllin beträchtliche $PO_2$-Senkungen beschrieben. Bei den von uns untersuchten Intensivpatienten wurden nur diskrete $PO_2$-Abfälle um wenige mmHg im Zusammenhang mit Aminophyllin-Injektionen beobachtet.

Nach Gabe von 0,4 mg Nitroglyzerin sublingual haben Kochukosky et al. [175] bei Patienten mit obstruktiver Atemwegserkrankung einen leichtgradigen, jedoch signifikanten Abfall des arteriellen $PO_2$ und $PCO_2$ sowie einen deutlichen Anstieg der alveolo-arteriellen $PO_2$-Differenz nachgewiesen. Die eigenen Untersuchungen des fortlaufend gemessenen endexspiratorischen und arteriellen $PO_2$ zeigten einen innerhalb von 3 min nach der Nitroglyzeringabe einsetzenden Anstieg des endexspiratorischen $PO_2$ sowie einen kontinuierlichen Abfall des arteriellen $PO_2$ bis zur 9. Minute nach Nitroglyzeringabe. Weitere blutgasanalytische Untersuchungen an einem größeren Kollektiv von Patienten mit unterschiedlichen Lungenfunktionseinschränkungen bestätigen diese Ergebnisse, wobei der Abfall des arteriellen $PO_2$ ebenfalls signifikant, jedoch weniger ausgeprägt war als bei den mittels kontinuierlicher Methodik untersuchten Patienten [71].

Die vorliegende kontinuierliche $PaO_2$-Registrierung (Abb. 35) zeigt, daß auch bei der Anwendung von Nitroglyzerin in der Behandlung der Lungenstauung und des Lungenödems mit deutlichen $PO_2$-Senkungen gerechnet werden muß. Als Ursache des $PO_2$-Abfalls kommt wie bei Aminophyllin und den ß-adrenergen Substanzen die pulmonale Vasodilatation mit Umverteilung der Lungenperfusion zugunsten schlechter belüfteter Lungenabschnitte in Betracht. Daneben könnte auch eine Verminderung des Herzzeitvolumens unter Nitroglyzerin eine Rolle spielen. Da der $PO_2$-Abfall jedoch auch dann auftritt, wenn kein Abfall des Herzzeitvolumens nachzuweisen ist (2. Teil der Registrierung in Abb. 35), scheint der letztgenannte Mechanismus von untergeordneter Bedeutung zu sein.

Das Verfahren der fortlaufenden Registrierung des massenspektrometrisch gemessenen endexspiratorischen $PO_2$ und des arteriellen $PO_2$ erlaubt, wie in den Abbildungen 13, 15 und 36 gezeigt wurde, eine Unterscheidung von $PaO_2$-Änderungen, die auf Änderungen des alveolären $PO_2$ zurückzuführen sind, von solchen, die mit einer Änderung der alveolo-arteriellen $PO_2$-Differenz einhergehen. Erstere werden durch Änderungen des inspiratorischen $PO_2$, der alveolären Ventilation und der Sauerstoffaufnahme hervorgerufen. Bei Konstanz der Sauerstoffaufnahme spiegelt der alveoläre bzw. endexspiratorische $PO_2$ im wesentlichen Änderungen der alveolären Ventilation wider. Eine Änderung der alveolo-arteriellen bzw. der endexspiratorisch-arteriellen $PO_2$-Differenz wird demgegenüber durch Änderungen der Verteilung des Ventilations-Perfusions- und des Diffusions-Perfusions-Verhältnisses sowie durch Änderungen des Rechts-Links-Shunts verursacht. Dieses Verfahren erleichtert somit die Analyse spontaner $PaO_2$-Fluktuationen und des Effekts bestimmter Therapiemaßnahmen auf den pulmonalen Gasaustausch.

Nach Lagewechsel der Patienten, insbesondere bei Drehung auf eine Seite, konnte bei mehreren Patienten ein vorübergehender deutlicher Abfall des arteriellen und gemischt-venösen $PO_2$ beobachtet werden. Hugenholtz et al. [127] haben ausgeprägte Senkungen der kontinuierlich gemessenen gemischt-venösen Sauerstoffsättigung bei Seitenlagerung von Patienten nach thoraxchirurgischen Eingriffen beschrieben. Als Ursache dieser Veränderungen wurde ein Abfall des Herzzeitvolumens nachgewiesen [155]. Die Veränderungen des arteriellen $PO_2$ dürften demnach ebenfalls auf einen Abfall des Herzzeitvolumens zurückzuführen sein. Zusätzlich kommt eine Zunahme der Ventilations-Perfusions-Inhomogenität durch die gravitationsbedingte Umverteilung der pulmonalen Perfusion in Betracht.

## 4.6 Übergangsverhalten des arteriellen $PO_2$ bei sprunghafter Änderung der inspiratorischen Sauerstoffkonzentration

Die kontinuierliche $PaO_2$-Registrierung erlaubt eine einfache Untersuchung des Übergangsverhaltens des arteriellen $PO_2$ bei sprunghafter Änderung der inspiratorischen Sauerstoffkonzentration. Da die Einstellung des arteriellen $PO_2$ durch ventilatorische Verteilungsstörungen und eine Inhomogenität des Ventilations-Perfusions-Verhältnisses beeinflußt wird [44, 215, 250], kann eine Verlängerung der 50%-Einmischzeit als quantitativer Hinweis auf eine Ventilations-Perfusions-Inhomogenität angesehen werden. Von Thews und Schmidt [250] sowie Schmidt et al. [221] wurde ein Verfahren zur Analyse der Verteilung des Ventilations-Durchblutungs-Verhältnisses der Lungen mittels des „inspiratorischen Sauerstoffsprunges", d.h. einer sprunghaften Änderung der inspiratorischen Sauerstoffkonzentration entwickelt. Hierbei werden kontinuierliche Messungen des endexspiratorischen Sauerstoffpartialdruckes mit einer schnell anzeigenden Sauerstoffelektrode und rasch (etwa alle 10 s) nacheinander folgende diskontinuierliche Messungen des $PaO_2$ in der Übergangsphase nach Sauerstoffeinmischung vorgenommen. Anschließend erfolgt eine graphisch-mathematische Analyse der so gewonnenen Exponentialfunktionen, die in Einzelkomponenten zerlegt werden. Von Lenfant und Okubo [168] wurde ein ähnliches Verfahren angegeben. Die Problematik dieser Verfahren besteht darin, daß die Hyperoxie selbst Störungen des Ventilations-Perfusions-Verhältnisses hervorruft, die in die Auswertung eingehen, daß ferner Diffusionsstörungen nicht berücksichtigt werden, und daß das mathematische Auswertungsverfahren als unempfindlich kritisiert worden ist [256].

Die von uns verwendete Elektrode ist wegen ihrer relativen langen Einstellzeit, wegen der Streubreite der Einstellzeit sowie wegen der bei Hyperoxie auftretenden Unlinearität darüber hinaus für eine quantitative Verteilungsanalyse nicht geeignet. Insbesondere bei

kurzen Einmischzeiten, d.h. bei Werten, wie sie bei Gesunden angetroffen werden, dürfte
die lange Einstellzeit der IBC-Elektrode das Meßergebnis erheblich verfälschen. Bei verlängerten Einmischzeiten, wie sie bei Patienten mit ausgeprägten Verteilungsstörungen zu
erwarten sind, wird der Meßfehler dagegen zunehmend geringer. Es wurde daher auf
systematische Messungen der Einmischzeit bei einem normalen Kollektiv verzichtet. Es
sollte jedoch geprüft werden, ob die mit der intraarteriellen IBC-Elektrode gemessenen
Einmischzeiten Rückschlüsse auf den pulmonalen Gasaustausch erlauben.

### 4.6.1 Eigene Untersuchungen

Untersucht wurden 11 Patienten mit unterschiedlichen Lungenfunktionseinschränkungen
sowie ein gesunder Proband (Tabelle 4). Die aufgeführten Lungenfunktionsdaten zeigen,
daß bei den Patienten überwiegend obstruktive Ventilationsstörungen vorlagen. Die Patienten atmeten durch ein widerstandsarmes Atemventil im offenen System, das eine sprunghafte Änderung der inspiratorischen Sauerstoffkonzentration ermöglichte. Gleichzeitig wurde
der endexspiratorische $O_2$-Partialdruck massenspektrometrisch gemessen. Es wurde eine
sprunghafte Änderung der inspiratorischen Sauerstoffkonzentration von 20,9% auf 99,9%
vorgenommen. Der Einmischvorgang wurde so lange registriert, bis der arterielle $O_2$-Partial-
druck über mindestens 2 min konstant war. Anschließend wurde der Ausmischvorgang bei
Übergang auf Luftatmung registriert.

Gemessen bzw. berechnet wurden folgende Parameter:
1. Die Zeit vom Beginn der $O_2$-Einmischung bis zum Anstieg des arteriellen $PO_2$ um 50%
der maximalen Änderung ($t_{50\ PaO_2}$).
2. Die entsprechende Zeit für den endexspiratorischen $PO_2$ ($t_{50\ PetO_2}$).
3. Die Zeit vom Beginn der $O_2$-Ausmischung bis zum Abfall des arteriellen $PO_2$ um 50% der
maximalen Änderung ($t_{50\ PaO_2 a}$).
4. Die entsprechende Zeit für den endexspiratorischen $PO_2$ ($t_{50\ PetO_2 a}$).
5. Die arteriellen $PO_2$-, $PCO_2$- und pH-Werte bei Luftatmung.
6. Vitalkapazität (VK), Totalkapazität (TK), Residualvolumen (RV), Einsekundenkapazität
(FEV1), intrathorakales Gasvolumen (TGV) und Atemwegswiderstand ($R_t$).
Die Parameter wurden spirometrisch-ganzkörperplethysmographisch bestimmt. Ein Teil der
Parameter ist in Relation zu den Sollwerten angegeben. Als Sollwerte für die Vitalkapazität
wurden die von Bühlmann und Scherrer [20] angegebenen Werte verwendet, als Sollwerte des
intrathorakalen Gasvolumens die von Ulmer et al. [252] angegebenen Werte.
7. Die mittels Alveolarluftformel (s. Anhang) errechnete alveoloarterielle $PO_2$-Differenz. Für
die Berechnung wurde ein respiratorischer Quotient von 0,8 angenommen.
8. Die endexspiratorisch-arterielle $PO_2$-Differenz.
9. Die inspiratorisch-arterielle $PO_2$-Differenz.
10. Der sogenannte P/F-Quotient nach Horovitz et al. [107] (s. Anhang).
11. Der „physiologische" Rechts-Links-Shunt ($Q_S/Q_{T\ phys.}$). Die Berechnung (s. Anhang)
wurde unter folgenden Annahmen durchgeführt: Sauerstoffkapazität des Blutes = 20%,
pulmonal-endkapillärer $PO_2$ = alveolärer $PO_2$, arteriell-gemischtvenöse $O_2$-Sättigungs-
differenz = 20% [184]. Berechnung der arteriellen $O_2$-Sättigung nach [140].
12. Der „anatomische" Rechts-Links-Shunt ($Q_S/Q_{T\ anat}$). Zur Berechnung (s. Anhang)
wurde eine arteriovenöse $O_2$-Gehaltsdifferenz von 4 ml/100 ml Blut angenommen.
13. Der Totraumquotient ($V_D/V_T$) (s. Anhang).

**Tabelle 4a und 4b.** Untersuchungsgut, Lungenfunktionsdaten und $PO_2$-Mischzeiten nach sprunghafter Änderung der inspiratorischen $O_2$-Konzentration

| Nr. | Initialen | Alter J | Geschl. | Diagnose | $PaO_2$ mmHg | $PaCO_2$ mmHg | VK % d. Sollw. | TGV % d. Sollw. | FEV 1 % d. VK | $R_t$ cm $H_2$O/l/s |
|---|---|---|---|---|---|---|---|---|---|---|
| 1 | K. S. | 37 | m | gesunder Proband | 96,0 | 36,0 | 160,0 | 130,0 | 76,5 | 1,3 |
| 2 | A. S. | 65 | w | Linksherzinsuffizienz Lungenüberblähung | 66,0 | 40,0 | 70,0 | 142,8 | 55,4 | 2,7 |
| 3 | L. K. | 51 | w | Zust. nach Lungenarterien-embolie, pulmonale Hypertonie | 70,0 | 32,5 | 83,3 | 121,7 | 72,0 | 1,7 |
| 4 | H. H. | 57 | m | chron. Bronchitis, Adipositas | 93,0 | 37,0 | 71,2 | 97,9 | 63,0 | 2,8 |
| 5 | P. P. | 48 | m | Zust. nach Lungenarterien-embolie, Lungenüberblähung | 116,0 | 23,5 | 98,5 | 149,8 | 70,5 | 1,6 |
| 6 | L. H. | 56 | m | chron. Bronchitis, Lungenemphysem | 66,0 | 43,3 | 97,9 | 193,0 | 48,5 | 2,4 |
| 7 | A. S. | 53 | m | Art. Hypertonie, chron. Bronchitis | 105,0 | 24,5 | 72,4 | 107,0 | 55,0 | 2,4 |
| 8 | W. K. | 71 | m | Zust. nach Myokardinfarkt chron. Bronchitis | 89,0 | 40,0 | 88,2 | 149,7 | 52,0 | 1,7 |
| 9 | K. E. | 54 | m | chron. Bronchitis, respiratorische Globalinsuffizienz | 57,0 | 61,0 | 72,5 | 239,0 | 26,0 | 5,8 |
| 10 | M. H. | 45 | m | Lungendystrophie, rechts | 81,0 | 45,0 | 85,1 | 202,2 | 35,0 | 3,6 |
| 11 | F. R. | 76 | m | chron. Bronchitis Globalinsuffizienz | 61,0 | 47,0 | 42,9 | 171,9 | 50,0 | 8,2 |
| 12 | M. P. | 54 | w | Asthma bronch. chron. Bronchitis | 73,0 | 40,2 | 71,7 | 168,0 | 39,5 | 11,3 |

**Tabelle 4b.**

| Nr. | Initialen | Alter J | Geschl. | Diagnose | $O_2$-Einmischung | | $O_2$-Ausmischung | |
|---|---|---|---|---|---|---|---|---|
| | | | | | $t50\ PetO_2$ s | $t50\ PaO_2$ s | $t50\ PetO_2$ s | $t50\ PaO_2$ s |
| 1 | K. S. | 37 | m | gesunder Proband | 21 | 101 | 15 | 51 |
| 2 | A. S. | 65 | w | Linksherzinsuffizienz Lungenüberblähung | 14 | 150 | 15 | 40 |
| 3 | L. K. | 51 | w | Zust. nach Lungenarterienembolie, pulmonale Hypertonie | 11 | 38 | 12 | 33 |
| 4 | H. H. | 57 | m | chronische Bronchitis, Adipositas | 13 | 182 | 9 | 65 |
| 5 | P. P. | 48 | m | Zust. nach Lungenarterienembolie, Lungenüberblähung | 13 | 81 | 11 | 39 |
| 6 | L. H. | 56 | m | chronische Bronchitis, Lungenemphysem | 31 | 523 | 21 | 86 |
| 7 | A. S. | 53 | m | Art. Hypertonie, chron. Bronchitis | 11 | 49 | 14 | 33 |
| 8 | W. K. | 71 | m | Zust. nach Myokardinfarkt, chronische Bronchitis | 21 | 131 | 23 | 61 |
| 9 | K. E. | 54 | m | chronische Bronchitis, respiratorische Globalinsuffizienz | 74 | 200 | 27 | 120 |
| 10 | M. H. | 45 | m | Lungendystrophie, rechts | 25 | 260 | 18 | 71 |
| 11 | F. R. | 76 | m | chronische Bronchitis Globalinsuffizienz | 24 | 264 | 12 | 90 |
| 12 | M. P. | 54 | w | Asthma bronch., chron. Bronchitis | 24 | 440 | 15 | 69 |

Tabelle 4 läßt erkennen, daß die 50%-Einmischzeiten des arteriellen $PO_2$ in allen Fällen deutlich länger sind als die entsprechenden Ausmischzeiten. Demgegenüber ergibt der entsprechende Vergleich der endexspiratorischen Mischzeiten nur einen schwach signifikanten Unterschied (Wilcoxon-Test für verbundene Stichproben, $p < 0,05$). Zwischen den Ein- und Ausmischzeiten des arteriellen $PO_2$ besteht eine signifikante Korrelation ($r_S = 0,87$, $p = 0,001$). Tabelle 5 zeigt die Korrelation der 50%-Ein- und Ausmischzeiten des arteriellen $PO_2$ mit den Parametern des pulmonalen Gasaustausches und der ventilatorischen Lungenfunktion. Es ist zu erkennen, daß sich die Ein- und Ausmischzeiten hinsichtlich der einzelnen Korrelationen ähnlich verhalten. Erwartungsgemäß korrelieren die arteriellen Mischzeiten signifikant mit der Einmischzeit des endexspiratorischen $PO_2$ ($t_{50\ Pet\ O_2}$). Weiterhin besteht eine signifikante negative Korrelation der Mischzeiten mit dem arteriellen $PO_2$, d.h. mit abnehmendem $PO_2$ nimmt die Mischzeit signifikant zu. Die inspiratorisch-arterielle $PO_2$-Differenz zeigt eine signifikante positive und der P/F-Quotient eine signifikante negative Korrelation gleicher Größenordnung wie der arterielle $PO_2$, da beide Größen bei Luftatmung nahezu ausschließlich durch den arteriellen $PO_2$ bestimmt werden. Weiterhin bestehen signifikante Korrelationen des arteriellen $PCO_2$- und pH-Wertes mit der Mischzeit. Der „physiologische" Rechts-Links-Shunt ($Q_S/Q_{T\ phys}$) korreliert signifikant mit den $PO_2$-Mischzeiten, während der „anatomische" Rechts-Links-Shunt ($Q_S/Q_{T\ anat}$) keine signifikante Korrelation zeigt. Außerdem bestehen signifikante Korrelationen mit dem relativen Residualvolumen (RV/TK), dem relativen Atemstoßwert (FEV1/VK), dem Atemwegswiderstand ($R_t$) und der sogenannten spezifischen Resistance ($R_t$xTGV).

Die $PO_2$-Mischzeiten nehmen demnach mit zunehmendem Residualvolumen, mit abnehmender Einsekundenkapazität, zunehmendem Atemwegswiderstand und mit zunehmender spezifischer Resistance zu. Keine signifikanten Korrelationen bestehen zwischen den Mischzeiten und der alveolo-arteriellen $PO_2$-Differenz ($AaDO_2$), der endexspiratorisch-arteriellen

Tabelle 5. Korrelation der 50%-Ein- und Ausmischzeiten des arteriellen $PO_2$ mit den Parametern der ventilatorischen Lungenfunktion und des pulmonalen Gasaustausches (n = 12)

| | Korrelation mit 50% Einmischzeit des art. $PO_2$ | | Korrelation mit 50% Ausmischzeit des art. $PO_2$ | |
|---|---|---|---|---|
| | $r_S$ | p | $r_S$ | p |
| $t_{50\ PetO_2}$ | 0,83 | 0,001 | 0,91 | 0,001 |
| $PaO_2$ | −0,57 | 0,028 | −0,65 | 0,012 |
| $IaDO_2$ | 0,59 | 0,023 | 0,67 | 0,010 |
| P/F | −0,57 | 0,028 | −0,65 | 0,012 |
| $PaCO_2$ | 0,82 | 0,001 | 0,92 | 0,001 |
| $AaDO_2$ | 0,17 | n. s. | 0,04 | n. s. |
| $EaDO_2$ | 0,29 | n. s. | 0,28 | n. s. |
| $Q_S/Q_T$ phys. | 0,64 | 0,011 | 0,77 | 0,001 |
| $Q_S/Q_T$ anat. | 0,45 | n. s. | 0,50 | 0,050 |
| RV/TK | 0,73 | 0,004 | 0,74 | 0,003 |
| FEV 1/VK | −0,69 | 0,007 | −0,72 | 0,005 |
| Rt | 0,72 | 0,005 | 0,67 | 0,009 |
| Rt × TGV | 0,83 | 0,001 | 0,78 | 0,002 |
| VK/VK Soll | 0,43 | n. s. | −0,34 | n. s. |

$PO_2$-Differenz ($EaDO_2$), der relativen Vitalkapazität (VK/VK-Sollwert) und dem Totraum-quotienten ($V_D/V_T$). Letzterer wurde allerdings nur in 7 Fällen untersucht.

Bei einem weiteren Kollektiv von 7 beatmeten Intensivpatienten wurde ebenfalls die 50%-Einmischzeit des arteriellen $PO_2$ bestimmt. Hierzu wurde die $O_2$-Mischvorrichtung des Respirators auf 100% eingestellt. Die Mischzeit wurde mit der inspiratorisch-arteriellen $O_2$-Differenz und dem P/F-Quotienten korreliert, wobei diese Werte aus der am Respirator ein-gestellten inspiratorischen $O_2$-Konzentration ermittelt wurden. Beide Werte korrelierten auch in diesem Kollektiv signifikant mit der $T_{50}$-Mischzeit (inspiratorisch-arterielle $PO_2$-Dif-ferenz: $r_S = 0,79$, n = 7, p = 0,019; P/F-Quotient: $r_S = -0,82$, n = 7, p = 0,012).

### 4.6.2 Diskussion

Fabel [44] hat bei Lungengesunden 50%-Einmischzeiten des arteriellen $PO_2$ von $31,3 \pm 7,1$ s und Ausmischzeiten von $37,1 \pm 8,8$ s ermittelt. Bei Patienten mit obstruktiven Ventilations-störungen fanden sich demgegenüber Einmischzeiten von $80,0 \pm 27,5$ s und Ausmischzeiten von $60,8 \pm 10,5$ s. Die vergleichsweise langen Einmischzeiten im eigenen Untersuchungs-kollektiv sind wahrscheinlich z.T. auf die Trägheit der von uns verwendeten Elektrode zu-rückzuführen, wobei insbesondere der Einstellvorgang auf hyperoxische $PO_2$-Werte verzögert verläuft. Demgegenüber liegen die Ausmischzeiten größenordnungsmäßig in dem von Fabel [44] angegebenen Bereich.

Die signifikante Korrelation der Mischzeiten mit dem arteriellen $PCO_2$ spricht dafür, daß die Mischzeiten durch die alveoläre Ventilation bestimmt werden. Die signifikante Korrela-tion mit dem pH-Wert läßt sich ebenfalls durch die Abhängigkeit der Mischzeit von der alveolären Ventilation erklären. Gleichzeitig spricht die signifikante Korrelation mit dem physiologischen Rechts-Links-Shunt für eine zusätzliche Beeinflussung der Mischzeiten durch eine Ventilations-Perfusions-Inhomogenität. Bei Berücksichtigung der Tatsache, daß mit zunehmender Atemwegsobstruktion bzw. Lungenüberblähung eine Zunahme der Venti-lations-Perfusions-Inhomogenität und — in schweren Fällen — auch eine Verminderung der alveolären Ventilation auftritt, ist die Korrelation der Mischzeiten mit den Parametern der Atemwegsobstruktion (Atemwegswiderstand, sogen. spezifischen Resistance, relative Ein-sekundenkapazität) und der Lungenüberblähung verständlich. Da der arterielle $PO_2$ sowohl durch die alveoläre Ventilation als auch durch Ventilations-Perfusions-Inhomogenität be-stimmt wird, ist auch dessen signifikante Korrelation mit den Mischzeiten einleuchtend. Auf-fällig ist jedoch, daß die alveolo-arterielle bzw. die endexspiratorisch-arterielle $O_2$-Differenz, die bei obstruktiven Atemwegserkrankungen überwiegend durch eine Ventilations-Perfusions-Inhomogenität bestimmt wird [260], keine signifikante Korrelation mit der $PO_2$-Mischzeit ergibt. Demgegenüber zeigt aber die inspiratorisch-arterielle $PO_2$-Differenz eine signifikante Korrelation mit den $PO_2$-Mischzeiten. Diese Größe wird über die Faktoren hinaus, die in die alveolo-arterielle $PO_2$-Differenz eingehen (anatomischer Rechts-Links-Shunt, Verteilungs-störungen des Ventilations-Perfusions-Verhältnisses und des Diffusions-Perfusions-Verhält-nisses, Diffusionsstörungen) auch durch die alveoläre Ventilation bestimmt. Wahrscheinlich besteht aus diesem Grunde eine engere Korrelation der Mischzeit mit der inspiratorisch-arteriellen $PO_2$-Differenz als mit der alveolo-arteriellen $PO_2$-Differenz. Für den P/F-Quo-tienten gilt ähnliches wie für die inspiratorisch-arterielle $PO_2$-Differenz, da beide Parameter von den gleichen Variablen ($PaO_2$, $FIO_2$) abgeleitet werden. Auch bei beatmeten Intensiv-patienten fanden sich signifikante Korrelationen der Mischzeit mit der inspiratorisch-arteriel-len $PO_2$-Differenz bzw. dem P/F-Quotienten. Hierbei ist jedoch zu berücksichtigen, daß beim

Umschalten des Respirators auf eine 100%ige $O_2$-Beatmung im Respirator selbst ein Mischvorgang abläuft, dessen Dauer vom Respiratortyp und dem Atemminutenvolumen abhängig ist und der die Dauer des pulmonalen Einmischvorganges bestimmt. Für den Bennett MA 1-Respirator wurde von uns massenspektrometrisch eine 50%-Einmischzeit von 10 s bei einem hohen Atemminutenvolumen von 15 l/min (Atemfrequenz 12/min) ermittelt. Beim Bird Mark-8-Respirator lag die 50%-Einmischzeit bei gleichem Atemminutenvolumen und gleicher Atemfrequenz bei 3 s. Eine sprunghafte Änderung der inspiratorischen $O_2$-Konzentration ist bei beatmeten Intensivpatienten nur dann möglich, wenn der Patient auf einen zweiten Respirator mit gleicher Einstellung, jedoch geänderter $O_2$-Konzentration umgeschaltet wird. Ein solches Verfahren ist jedoch im klinischen Routinebetrieb kaum praktikabel. Die Untersuchung des arteriellen Ein- und Ausmischvorganges bei sprunghafter Änderung der inspiratorischen $O_2$-Konzentration kann insbesondere bei beatmeten Patienten dann quantitative Anhaltspunkte für eine Ventilations-Perfusions-Inhomogenität geben, wenn intraindividuelle Verlaufsuntersuchungen bei weitgehender Konstanz der alveolären Ventilation und gleichbleibendem Respiratortyp durchgeführt werden. Gleichzeitig erlaubt die mit dieser Untersuchung verbundene $PaO_2$-Messung bei Hyperoxie eine Beurteilung des anatomischen Rechts-Links-Shunts. Allerdings muß einschränkend angemerkt werden, daß die IBC-Elektrode wegen ihrer Unlinearität im hyperoxischen Bereich und wegen der Instabilität der Einstellzeit für derartige Verlaufsuntersuchungen wenig geeignet erscheint. Zur Beurteilung der klinischen Wertigkeit des $O_2$-Ein- und -Ausmischtestes in der Intensivmedizin sind weitere Untersuchungen mit intraindividueller Verlaufsbeobachtung erforderlich.

## 4.7. Vergleichende Untersuchungen des arteriellen und transkutanen $PO_2$

Die mittels einer beheizten Hautelektrode gemessenen transkutanen $PO_2$-Werte zeigen bei kreislaufstabilen Patienten eine enge Korrelation mit den $PaO_2$-Werten [110, 111, 120–122, 124]. Es ergab sich daher die Frage, wie weit der transkutane $PO_2$ auch bei Intensivpatienten mit dem arteriellen $PO_2$ übereinstimmt und ob die kontinuierliche $PO_2$-Messung mittels intraarterieller Elektroden bei Intensivpatienten durch das nicht-invasive Verfahren der transkutanen $PO_2$-Messung ersetzt werden kann. Die folgenden Untersuchungen sollen dabei insbesondere klären, welche Faktoren die Höhe des transkutanen $PO_2$ (in Relation zum arteriellen $PO_2$) und die Korrelation des transkutanen $PO_2$ mit dem arteriellen $PO_2$ bestimmen.

### 4.7.1 Eigene Untersuchungen

Transkutane $PO_2$-Messungen nach der von A. Huch et al. [108] angegebenen Methode wurden bei drei Gruppen von Patienten vorgenommen:
1. 5 kreislauf- und lungengesunde Probanden (2 Männer, 3 Frauen, Alter $29,4 \pm 7,4$ Jahre).
2. 43 Patienten mit unterschiedlichen Lungenfunktionseinschränkungen, zumeist chronischen obstruktiven Atemwegserkrankungen, jedoch ungestörten Kreislaufverhältnissen (28 Männer, 15 Frauen, Alter $52,2 \pm 14,2$ Jahre).
3. 18 überwiegend beatmete und zum Teil kreislaufinsuffiziente Intensivpatienten (6 Männer, 12 Frauen, Alter $50,7 \pm 11,0$ Jahre).
    In Gruppe 1 und 2 wurden Untersuchungen in Normoxie $F_{IO_2} = 0,21$) sowie Hyperoxie ($F_{IO_2} = 1,0$) und – soweit seitens der Lungenfunktionseinschränkung vertretbar – auch in Hypoxie ($F_{IO_2} = 0,12$) durchgeführt. Bei 14 Patienten dieser beiden Gruppen sowie bei allen

Intensivpatienten wurden gleichzeitige kontinuierliche intraarterielle $PO_2$-Messungen mit der IBC-Elektrode vorgenommen. Bei den Intensivpatienten wurden die gemessenen Parameter in 10minütigen Abständen ausgewertet (s. Kap. 4.1). Die ersten 30 Minuten der transkutanen Messung wurden wegen einer möglichen Instabilität der Messung bei inkompletter Hyperämisierung der Haut nicht berücksichtigt. Die Auswertung erfolgte in Meßperioden über eine Dauer von jeweils 3 bis 6 Stunden.

Die Untersuchungen wurden zusammen mit K. Strasser (Institut für Anaesthesiologie der Universität Düsseldorf) durchgeführt und zum Teil bereits publiziert [70, 73, 241].

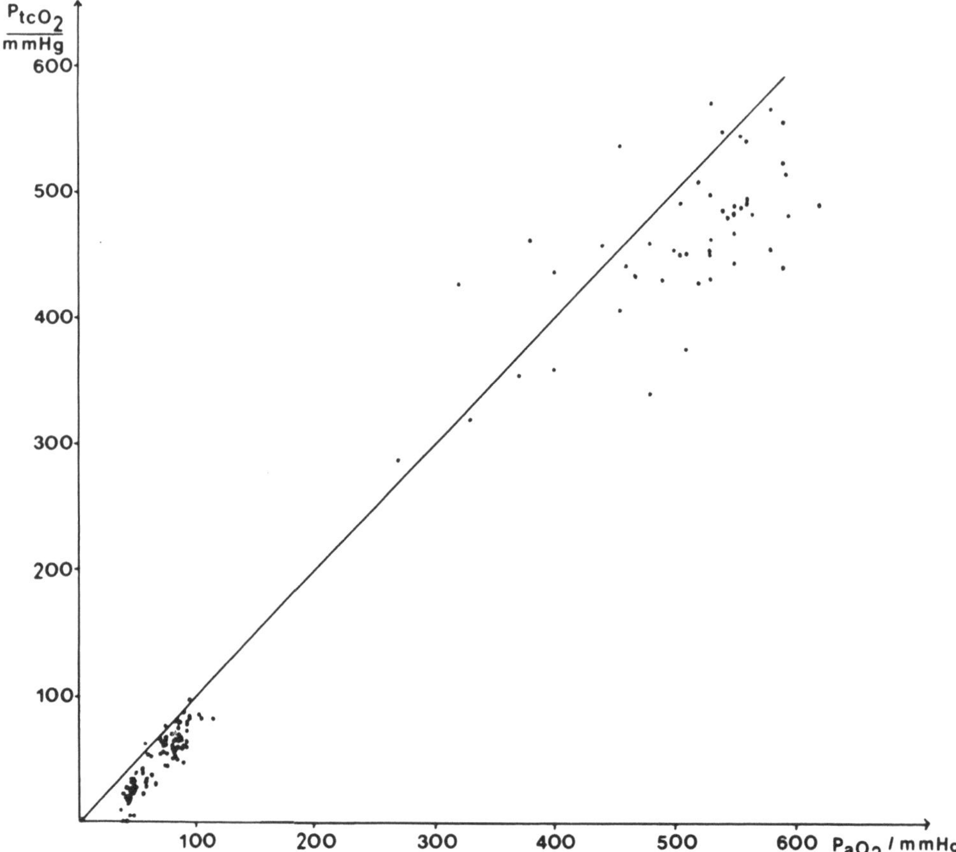



**Abb. 37.** Korrelation des arteriellen und transkutanen $PO_2$ bei kreislaufstabilen Patienten und gesunden Probanden (138 Messungen bei 43 Patienten mit Lungenfunktionseinschränkungen und 5 gesunden Probanden)

Abbildung 37 zeigt die Korrelation des diskontinuierlich gemessenen arteriellen $PO_2$ mit dem transkutanen $PO_2$ bei den kreislaufstabilen Patienten bzw. Probanden der Gruppe 1 und 2 unter Normoxie, Hypoxie und Hyperoxie. Für $PaO_2$-Werte unter 150 mmHg findet sich ein Korrelationskoeffizient von 0,83 (n = 90). Die Regressionsgleichung lautet für diesen Bereich: $P_{tcO_2} = 0,89 \times PaO_2 - 14,9$. Der Standardfehler der Schätzung beträgt ±13,2 mmHg (±1,8 kPa). Unter hypoxämischen Bedingungen fällt der transkutane $PO_2$ bei einzelnen Patienten bis Null ab, während die korrespondierenden $PaO_2$-Werte bei etwa 40 mmHg (5,3 kPa) liegen. Bei den kreislaufstabilen 43 Patienten und den 5 Probanden wurde die Relation des arteriellen zum transkutanen $PO_2$ in Abhängigkeit von der Höhe des arteriellen $PO_2$ untersucht. Abbildung 38 läßt erkennen, daß der transkutane $PO_2$ bei arterieller Nor-

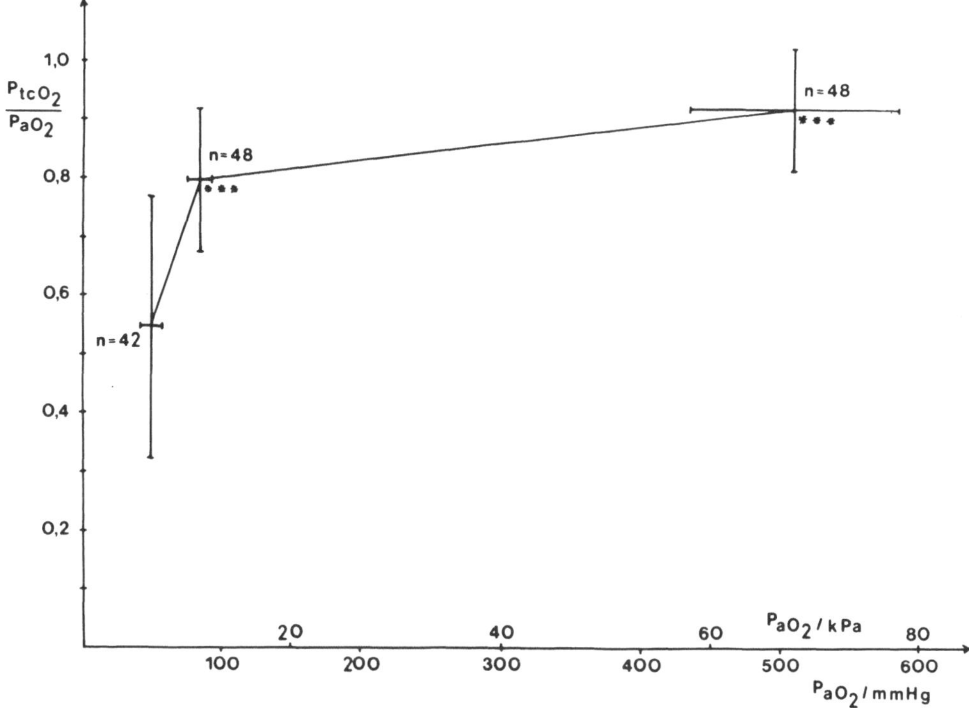



Abb. 38. Verhalten des transkutan-arteriellen $PO_2$-Quotienten bei arterieller Hypoxämie, Normoxämie und Hyperoxämie (43 kreislaufstabile Patienten, 5 gesunde Probanden). *** $p \leqslant 0,001$

moxämie durchschnittlich etwa 80% des arteriellen $PO_2$ und bei Hyperoxämie etwa 91% des arteriellen $PO_2$ anzeigt. Demgegenüber beträgt der transkutane $PO_2$ bei Hypoxämie durchschnittlich nur etwa 55% des arteriellen $PO_2$. Die Mittelwertdifferenzen auf den einzelnen Stufen der arteriellen Oxygenation sind statistisch signifikant ($p < 0,001$, t-Test für verbundene Stichproben).

Bei den 18 Intensivpatienten (Gruppe 3) wurden 132 vergleichende arterielle und transkutane $PO_2$-Messungen durchgeführt (Abb. 39). Es fand sich ein gegenüber den kreislaufstabilen Patienten deutlich erniedrigter Korrelationskoeffizient von 0,66. Die transkutanen $PO_2$-Werte zeigten durchschnittlich nur 62,6 ± 23,4% des arteriellen $PO_2$-Wertes an. Bei 7 Intensivpatienten wurden durch Änderungen der inspiratorischen $O_2$-Konzentration leicht hypoxämische, normoxämische und hyperoxämische $PaO_2$-Werte eingestellt. Dabei zeigte sich wiederum, daß der transkutan-arterielle $PO_2$-Quotient bei Wechsel des arteriellen $PO_2$ zumeist nicht konstant blieb, sondern ein individuell stark wechselndes Verhalten aufwies (Abb. 40). Im Gegensatz zu dem Verhalten bei kreislaufstabilen Patienten war aber sowohl ein Anstieg als auch ein Abfall des transkutan-arteriellen $PO_2$-Quotienten bei Anstieg des arteriellen $PO_2$ zu beobachten.

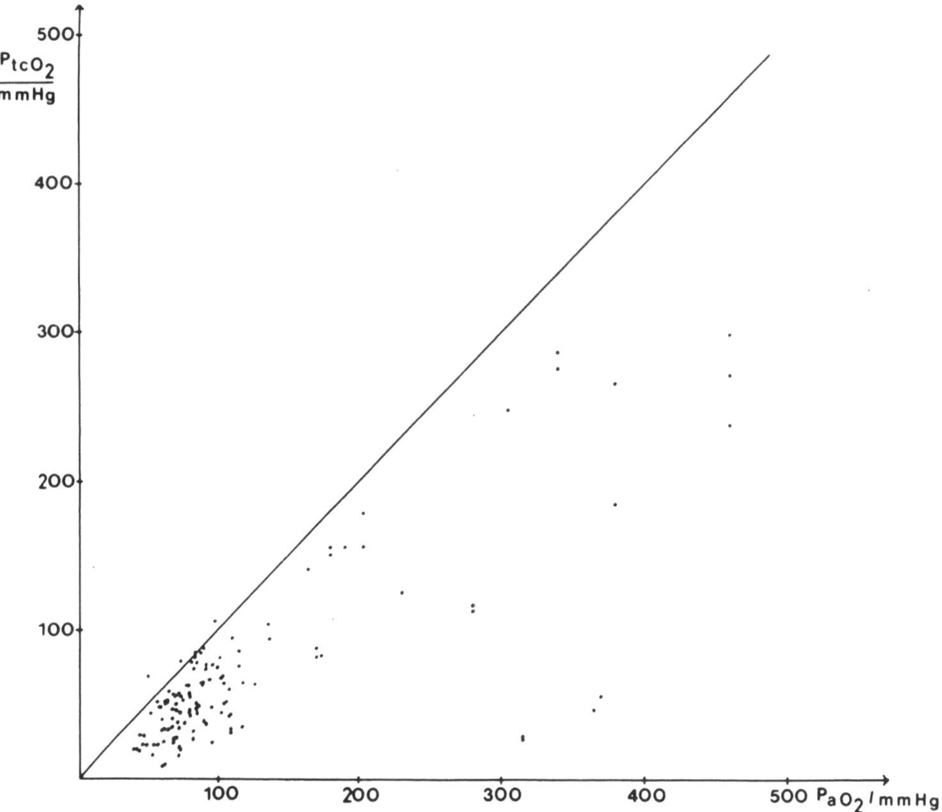



**Abb. 39.** Korrelation des arteriellen und transkutanen $PO_2$ bei 18 Intensivpatienten (131 Messungen, $r_S = 0,66$)

Die Korrelation des transkutan-arteriellen $PO_2$-Quotienten ($PtcO_2/PaO_2$) mit dem arteriellen $PO_2$ in 47 Meßperioden (Dauer 3 bis 6 Stunden) bei 18 Patienten ergab in 16 Perioden bei 8 Patienten eine signifikante positive Korrelation ($r_S = 0,32$ bis $0,96$; $p < 0,05$) und in 11 Meßperioden bei 9 Patienten eine signifikante negative Korrelation ($r_S = -0,35$ bis $-0,87$; $p < 0,05$). In dem Rest der Meßperioden bestanden keine signifikanten Korrelationen. Dieses Ergebnis bestätigt, daß bei Intensivpatienten mit einem Anstieg des arteriellen $PO_2$ sowohl ein Anstieg als auch ein Abfall des transkutanen-arteriellen $PO_2$-Quotienten verbunden sein kann.

Die vergleichende Untersuchung des kontinuierlich gemessenen arteriellen und transkutanen $PO_2$ ergab bei Intensivpatienten in den einzelnen Meßperioden individuell sehr unterschiedliche Korrelationen zwischen diesen Werten. Abbildung 41 zeigt die Häufigkeitsverteilung der Korrelationskoeffizienten der Beziehung des transkutanen zum arteriellen $PO_2$ in 47 Meßperioden mit einer Dauer von je 3 bis 6 Stunden bei 18 Intensivpatienten. Es zeigt sich, daß in 21 Meßperioden eine gute Korrelation zwischen arteriellen und transkutanen $PO_2$-Werten mit Korrelationskoeffizienten über 0,8 besteht. In weiterer 20 Meßperioden liegen die Korrelationskoeffizienten zwischen 0,5 und 0,8 und in den restlichen 6 Perioden unter 0,5. Die Analyse der Meßperioden mit schlechter Korrelation ergibt, daß

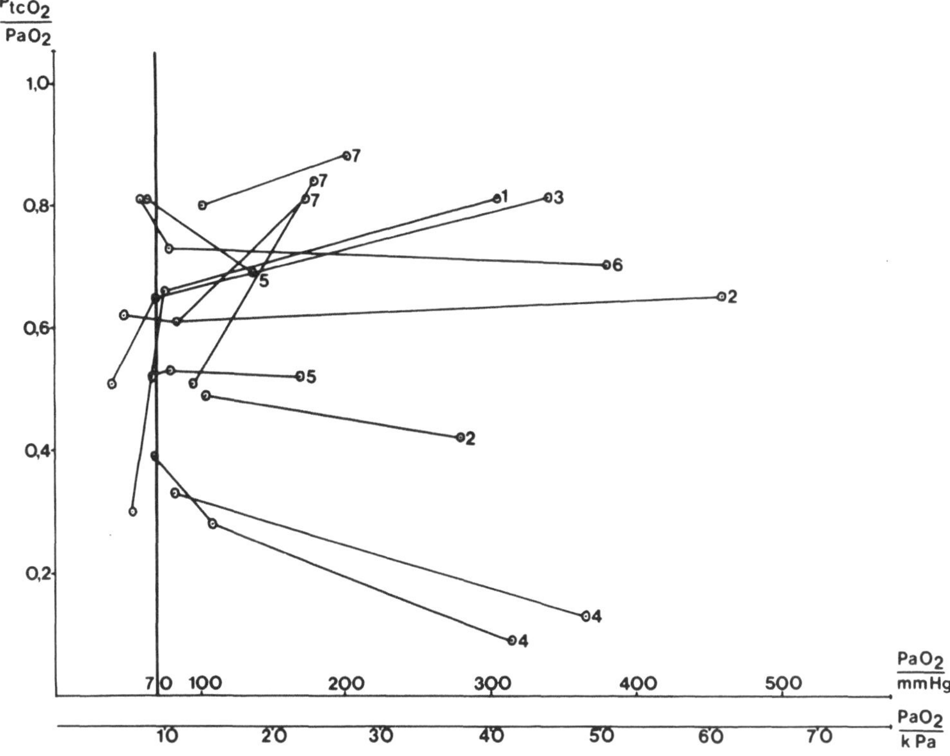

Abb. 40. Verhalten des transkutan-arteriellen PO$_2$-Quotienten bei Hyperoxämie, Normoxämie und Hyperoxämie (7 beatmete Intensivpatienten)

es sich hier um Phasen mit sehr rasch wechselnden Kreislaufverhältnissen oder um schwere Schockzustände mit sehr niedrigen arteriellen Blutdruckwerten gehandelt hat, während bei annähernd konstanten Blutdruckwerten oder fehlender Kreislaufinsuffizienz zumeist eine gute Korrelation zwischen arteriellen und transkutanen PO$_2$-Werten gefunden wurde.

Kasuistische Beispiele sollen die unterschiedliche Korrelation des arteriellen und transkutanen PO$_2$ verdeutlichen:
Abbildung 42 zeigt das Verhalten des transkutanen zu dem arteriellen PO$_2$ bei einer 55jährigen Patientin mit einer hypoxischen Hirnschädigung nach Reanimation bei Herzhinterwandinfarkt. Es bestanden annähernd konstante Kreislaufverhältnisse. Der transkutane PO$_2$ gibt den Trendverlauf des arteriellen PO$_2$ weitgehend übereinstimmend und mit geringer Dämpfung wider. Auffällig ist jedoch, daß der transkutan-arterielle PO$_2$-Quotient (PtcO$_2$/PaO$_2$, in der Abbildung 42 durch Pfeile gekennzeichnet), der bei Normoxie und leichter Hyperoxie bei 0,63 bzw. 0,61 liegt, bei hypoxischen PO$_2$-Werten auf 0,26 abfällt. Demgegenüber ist in Abbildung 43 das Verhalten des transkutanen PO$_2$ bei rasch wechselnden Kreislaufverhältnissen dargestellt. Es handelt sich um einen 50jährigen Patienten mit einer ausgedehnten Hirnerweichung und einer zentral bedingten Kreislaufregulationsstörung. In Phasen mit hohen arteriellen Blutdruckwerten folgt der transkutane PO$_2$ dem arteriellen PO$_2$. In Phasen mit starkem Blutdruckabfall entspricht der Verlauf des transkutanen PO$_2$ dem des arteriellen Blutdrucks, wobei transkutaner und arterieller PO$_2$ sich zum Teil dis-

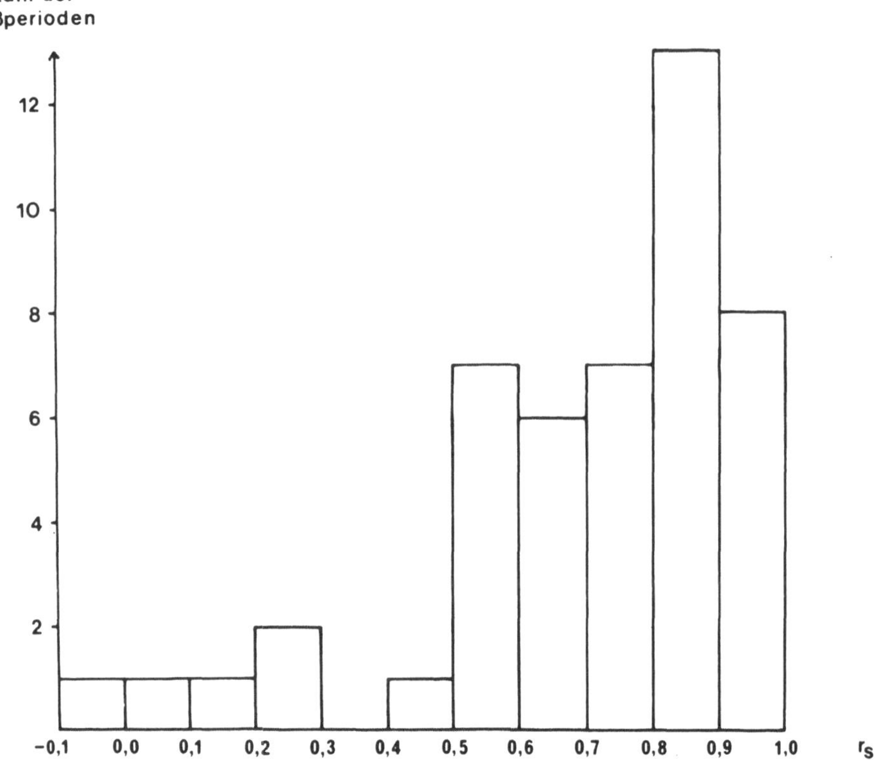


Abb. 41. Häufigkeitsverteilung der Korrelationskoeffizienten der Korrelation des kontinuierlich gemessenen arteriellen mit dem transkutanen PO$_2$ (47 Meßperioden bei 18 Intensivpatienten)

kordant verhalten können. Bei niedrigem arteriellen Blutdruck fällt der transkutane PO$_2$ wiederholt auf Werte bis 0 ab. Dieses Phänomen konnte auch bei einzelnen anderen Patienten im schweren Schockzustand beobachtet werden.

In 44 Meßperioden bei 17 Intensivpatienten wurden Korrelationen des arteriellen Mitteldrucks mit dem transkutan-arteriellen PO$_2$-Quotienten vorgenommen. Dabei fand sich in 19 Meßperioden bei 10 Patienten eine signifikante positive Korrelation ($r_S$ = 0,39 bis 0,85; p < 0,05) und in jeweils einer Meßperiode bei 3 Patienten eine signifikante negative Korrelation ($r_S$ = −0,39 bis −0,80; p < 0,05). In den übrigen Meßperioden bestanden keine signifikanten Korrelationen. Die Untersuchungen zeigen, daß die Höhe des transkutanen PO$_2$ (in Relation zum arteriellen PO$_2$) bei der Mehrzahl der Patienten vom arteriellen Blutdruck beeinflußt wird. Bei Kreislaufinsuffizienz ist mit zunehmender Höhe des arteriellen Blutdrucks mit einem Anstieg des transkutan-arteriellen PO$_2$-Quotienten zu rechnen. Der transkutane PO$_2$ gibt hierbei häufig gleichzeitig die Trends des arteriellen PO$_2$ und des mittleren arteriellen Blutdrucks wieder. Bei kreislaufstabilen Patienten mit ungestörter peripherer Zirkulation wird der transkutan-arterielle PO$_2$-Quotient demgegenüber durch Blutdruckschwankungen nicht wesentlich beeinflußt.

Wegen der Abhängigkeit des transkutanen PO$_2$ von der Hautperfusion wird ein plötzlicher Kreislaufstillstand durch einen unmittelbar nachfolgenden Abfall des transkutanen

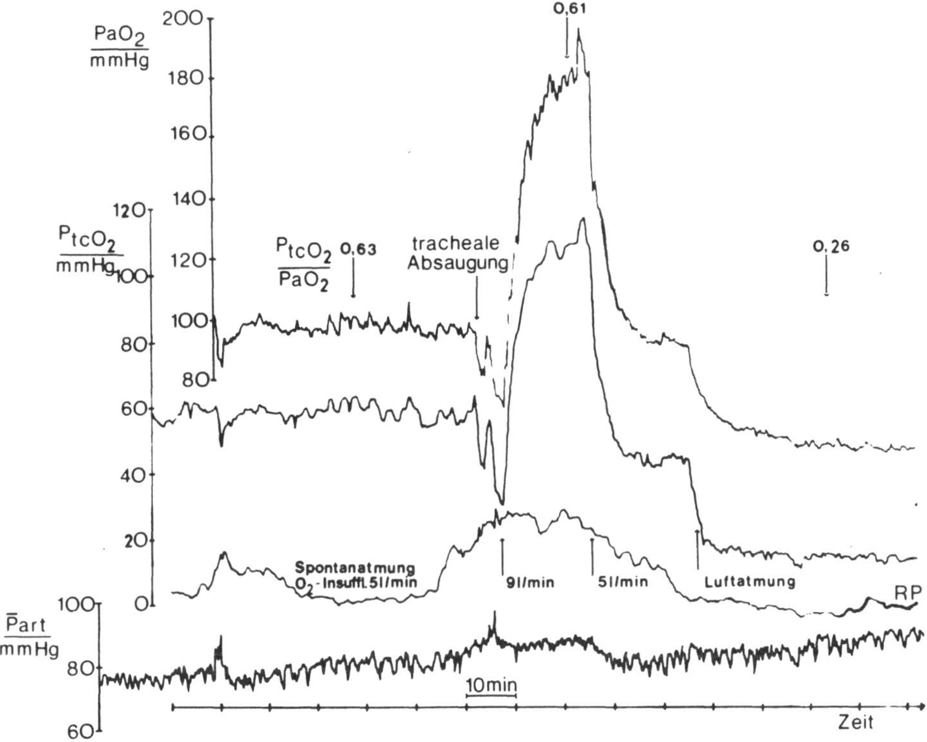


**Abb. 42.** Korrelation des transkutanen mit dem arteriellen PO$_2$ bei annähernd konstanten Kreislaufverhältnissen (55jährige Patientin, E. V., mit hypoxischer Hirnschädigung nach Reanimation bei Hinterwandinfarkt)

PO$_2$ angezeigt, während der arterielle PO$_2$ bei beatmeten Patienten sich nicht wesentlich zu ändern braucht. Abbildung 44 zeigt die Registrierung des arteriellen und transkutanen PO$_2$ sowie des arteriellen Mitteldrucks vor einem Kreislaufstillstand bei einem 62jährigen beatmeten Patienten mit rezidivierenden Lungenarterienembolien. Der Kreislaufzusammenbruch führt nur zu einem vorübergehenden Abfall des arteriellen PO$_2$, daran anschließend tritt ein abrupter Abfall des transkutanen PO$_2$ auf Werte bis 0 mmHg ein. Während der anschließenden erfolglosen Reanimationsmaßnahmen steigt der transkutane PO$_2$ noch zweimal kurzzeitig als Ausdruck der vorübergehend einsetzenden Hautperfusion an.

Die Höhe des transkutan-arteriellen PO$_2$-Quotienten hängt jedoch nicht nur von der Höhe des arteriellen PO$_2$ und des arteriellen Blutdrucks ab, sondern auch von der Meßdauer der transkutanen PO$_2$-Messung. In Abbildung 45 ist das Verhältnis des transkutanen zum kontinuierlich gemessenen arteriellen PO$_2$ in Abhängigkeit von der Meßdauer der transkutanen Elektrode dargestellt, wobei die Werte jeweils in Zwei-Stunden-Intervallen gemittelt wurden. Die ersten 30 min jeder Meßperiode blieben wieder unberücksichtigt. Ausgewertet wurden 19 Meßperioden mit einer Länge von mehr als 8 Stunden bei 12 Intensivpatienten. Auch hier fällt auf, daß der transkutane PO$_2$ durchweg niedriger ist als der arterielle PO$_2$ und daß er zumeist etwa 60 bis 80% des arteriellen PO$_2$ anzeigt. Es treten jedoch erhebliche Schwankungen dieses Verhältnisses sowohl inter- als auch intraindividuell auf. Die interindividuellen Schwankungen sprechen für die Bedeutung eines individuellen Hautfaktors.

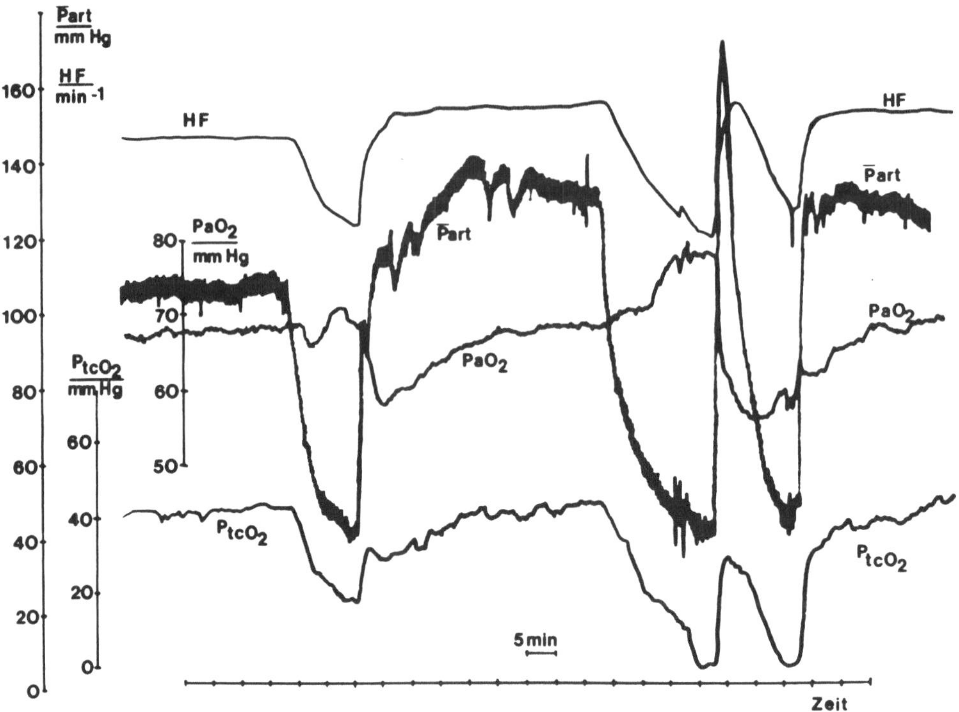



**Abb. 43.** Verhalten des transkutanen PO$_2$ bei rasch wechselnden Kreislaufverhältnissen (50jähriger Patient, J. M., mit Hirnerweichung und zentral bedingter Kreislaufregulationsstörung)

In den ersten 2 bis 4 Stunden kommt es in der Mehrzahl der Meßperioden zu einem Anstieg dieser Relation, wahrscheinlich infolge einer weiteren hyperthermie-bedingten Hyperämisierung der Haut. Nach etwa 6- bis 8stündiger transkutaner Meßdauer fällt der Quotient zumeist wieder ab, wobei nach 10 bis 18 Stunden zum Teil sehr niedrige Meßwerte erreicht werden. Dieser Abfall des transkutanen PO$_2$ ist wahrscheinlich auf hyperthermie-bedingte Hautveränderungen zurückzuführen, die sich bei mehreren Patienten in Form kleiner fleckförmiger Verbrennungen ersten und zweiten Grades äußerten. In einzelnen Fällen überschreitet der transkutane PO$_2$-Wert zeitweilig den arteriellen PO$_2$.

Rasche arterielle PO$_2$-Schwankungen werden durch die transkutane PO$_2$-Messung je nach Frequenz der Fluktuationen mehr oder weniger stark gedämpft wiedergegeben (s. Abb. 13 und 25). Abbildung 46 zeigt die Korrelationen der transkutan und arteriell gemessenen 50%-Ein- und Ausmischzeit bei sprunghafter Änderung der inspiratorischen Sauerstoffkonzentration bei 13 kreislaufstabilen Patienten mit unterschiedlich schweren Lungenfunktionseinschränkungen (10 Männer, 4 Frauen, Alter 55,9 ± 10,5 Jahre) und einem 37jährigen gesunden Probanden. Die transcutan gemessenen Mischzeiten sind überwiegend deutlich länger als die intraarteriell gemessenen. Zwischen den transkutanen und arteriellen Mischzeiten bestehen jedoch signifikante Korrelationen. Gleichzeitig mit dem transkutanen PO$_2$ wurde die sogenannte relative lokale Perfusion nach A. Huch et al. [113, 115], d.h. der erforderliche Heizstrom der thermostatisierten Hautelektrode, registriert. Dieser Parameter wurde in 35 Meßperioden (Dauer 3 bis 6 Stunden) bei 13 Patienten mit dem mittleren arteriellen Blut-

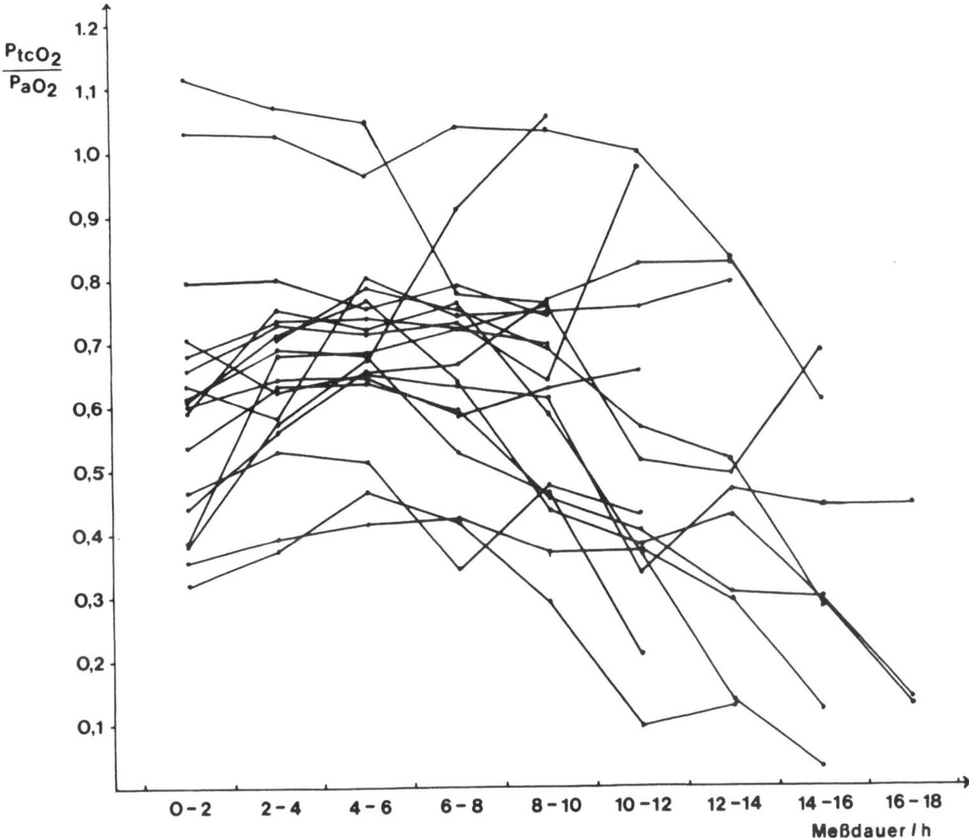


**Abb. 44.** Abhängigkeit des transkutan-arteriellen PO$_2$-Quotienten von der transkutanen Meßdauer (19 Meßperioden bei 12 Patienten)

druck korreliert. Dabei fanden sich in 14 Meßperioden bei 6 Patienten signifikante positive Korrelationen ($r_s$ = 0,36 bis 0,91; p < 0,05), in 2 Meßperioden bei einem Patienten bestanden signifikante negative Korrelationen ($r_s$ = −0,32 bzw. −0,53; p < 0,05). In den restlichen 19 Meßperioden konnten keine signifikanten Korrelationen festgestellt werden. Obwohl in einem Teil der Meßperioden eine gute Korrelation zwischen diesen Parametern bestand, erlaubte die sogenannte relative lokale Perfusion jedoch besonders bei ausgeprägter Kreislaufinsuffizienz zumeist keine zuverlässige Differenzierung von Änderungen des transkutanen PO$_2$ in kreislaufbedingte und PaO$_2$-bedingte Schwankungen.

## 4.7.2 Diskussion

Die transkutane PO$_2$-Messung ergibt bei Säuglingen und kreislaufstabilen Erwachsenen eine enge Korrelation und eine weitgehende Übereinstimmung der Meßwerte mit den arteriellen PO$_2$-Messungen [3, 40, 42, 47, 110, 111, 117, 120−124, 185, 212, 213]. Bei kreislaufstabilen Patienten und gesunden Probanden fanden wir ebenfalls eine enge Korrelation zwischen beiden Meßwerten [74, 75]. Dabei lagen die transkutanen PO$_2$-Werte unter hyperoxämischen

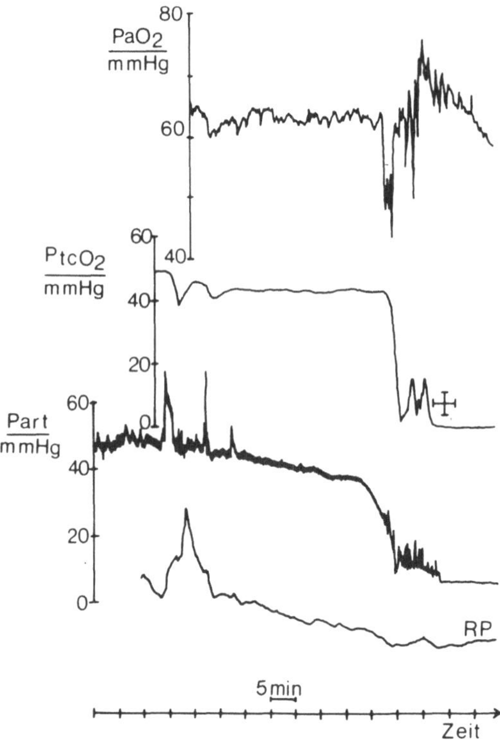



**Abb. 45.** Verhalten des arteriellen und des transkutanen $PO_2$ bei Kreislaufstillstand (H. K., ♂, 62 Jahre). Respiratorbeatmung: $F_{IO_2}$ = 0,5, AF = 12/min, AMV = 15 l/min, PEEP = 5 cm $H_2O$

und normoxämischen Bedingungen durchschnittlich 10 bis 20% unter den arteriellen $PO_2$-Werten. Hempelmann und Stosseck [98] fanden eine etwa 20- bis 30%ige Unterschätzung der arteriellen durch die transkutan bestimmten $PO_2$-Werte. Bei Neugeborenen und Säuglingen ergaben sich demgegenüber transkutane $PO_2$-Werte, die durchschnittlich um 12% über den arteriellen $PO_2$-Werten lagen [121]. Dieses Phänomen wird mit der hyperthermie-bedingten Rechtsverschiebung der Sauerstoffdissoziationskurve erklärt. Das unterschiedliche Verhalten des transkutanen zum arteriellen $PO_2$ bei Säuglingen und Erwachsenen wird wahrscheinlich durch die dickere Hautschicht der Erwachsenen bedingt. Bei Hypoxämie erfolgt bei Erwachsenen ein überproportionaler Abfall des transkutanen $PO_2$, so daß der transkutane $PO_2$ unter diesen Bedingungen durchschnittlich nur noch 55% des arteriellen $PO_2$ anzeigt [74]. Stosseck [240] fand bei niedrigen transkutanen $PO_2$-Werten ebenfalls eine erhebliche Unterschätzung des arteriellen $PO_2$. Bei Neugeborenen wurde dieses Phänomen nicht beobachtet [105]. Bei kreislaufstabilen Patienten fanden sich deutliche Hinweise auf eine Abhängigkeit des transkutanen $PO_2$ von individuellen Hautfaktoren. Bei Intensivpatienten lag der transkutan-arterielle $PO_2$-Quotient durchschnittlich in einem niedrigeren Bereich als bei kreislaufstabilen Patienten. In zahlreichen Meßperioden konnte eine enge Abhängigkeit des transkutanen $PO_2$ vom mittleren arteriellen Blutdruck nachgewiesen werden. Diese Beobachtung trifft besonders für kreislaufinsuffiziente Patienten zu. Auch Hempelmann und Stosseck [98] haben festgestellt, daß der transkutane $PO_2$ bei erniedrigtem Blutdruck den Änderungen sowohl des Blutdrucks als auch des arteriellen $PO_2$ folgt. Außerdem besteht eine Ab-

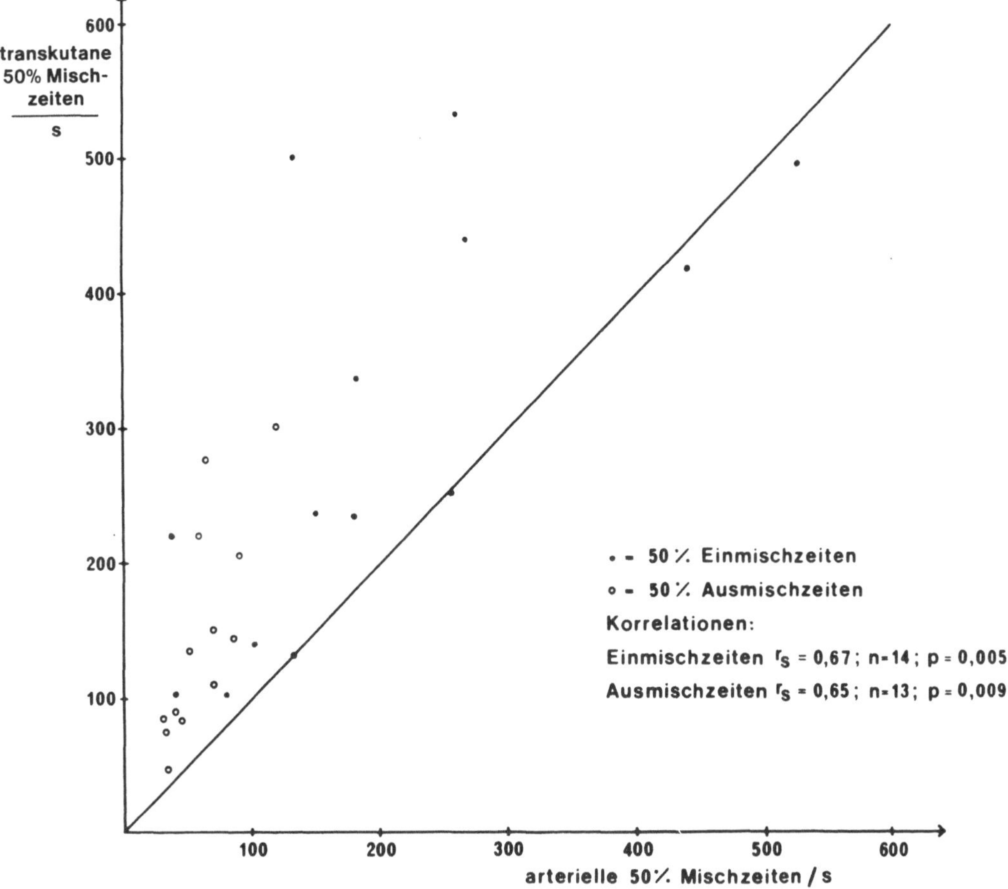


Abb. 46. Korrelation der 50%-Ein- und -Ausmischzeiten des intraarteriell und transkutan gemessenen $PO_2$ bei sprunghafter Änderung der inspiratorischen Sauerstoffkonzentration (13 kreislaufstabile Pat. mit unterschiedlich schweren Lungenfunktionseinschränkungen, 1 gesunder Proband)

hängigkeit des transkutan-arteriellen $PO_2$-Quotienten von der Meßdauer [241]. Intra- und interindividuell fielen bei Intensivpatienten erhebliche Schwankungen des transkutan-arteriellen $PO_2$-Quotienten bei Kreislaufinsuffizienz auf.

Da der transkutan gemessene $PO_2$ sowohl vom arteriellen $PO_2$ als auch vom arteriellen Blutdruck abhängt, kann dieser Meßwert bei Berücksichtigung der Grenzen der Methode als globaler Überwachungsparameter in der intensivmedizinischen Überwachung erwachsener Patienten eingesetzt werden. Ein plötzlicher Abfall des kontinuierlich gemessenen transkutanen $PO_2$-Wertes ist dann als Warnsignal zu deuten, dessen Ursachen sofort durch Überprüfung des Kreislaufs und der Blutgase geklärt werden müssen (Abb. 4). Als weitere Regel zur Interpretation des transkutanen $PO_2$ kann gelten, daß der Trend des transkutanen $PO_2$ bei annähernd konstanten Kreislaufverhältnissen weitgehend mit dem des arteriellen $PO_2$ übereinstimmt und daß der transkutane $PO_2$ bei Erwachsenen nicht wesentlich höher, sondern zumeist deutlich niedriger ist als der arterielle $PO_2$. Durch einen im Normbereich befindlichen transkutanen $PO_2$ kann bei erwachsenen Intensivpatienten eine Hypoxämie, nicht jedoch eine Hyperoxämie bei gleichzeitiger Kreislaufinsuffizienz ausgeschlossen werden. Ein deutlich erhöhter transkutaner PO$_2$ läßt, sofern die Elektrode korrekt aufgeklebt ist, auf eine Hyperoxämie schließen. Wegen der Abhängigkeit der transkutanen PO$_2$-Messung von der Meßdauer muß die transkutane PO$_2$-Elektrode alle 4 bis 6 Stunden auf eine andere Hautstelle aufgeklebt werden.

Aus den angegebenen Limitationen der transkutanen PO$_2$-Messung ergibt sich, daß diesem Verfahren in der intensivmedizinischen Überwachung erwachsener Patienten die Bedeutung eines globalen Überwachungsparameters von peripherer Zirkulation und pulmonalem Gasaustausch zukommt, dessen Deutung im Einzelfalle jedoch zusätzliche Messungen von Kreislauf- und Atmungsparametern erforderlich macht. Eine zuverlässige Überwachung des pulmonalen Sauerstoffaustausches ist mit diesem Verfahren bei erwachsenen Intensivpatienten, insbesondere bei bestehender Kreislaufinsuffizienz, nicht möglich. Vielmehr erfordert eine genaue kontinuierliche Überwachung des pulmonalen Gasaustausches bei Patienten mit Kreislaufinsuffizienz eine fortlaufende arterielle Blutgasmessung. Hierbei muß weiterhin berücksichtigt werden, daß bei beatmeten Intensivpatienten häufig eine kompensierte Kreislaufinsuffizienz mit verminderter Hautperfusion vorliegt, ohne daß eine Erniedrigung des arteriellen Blutdrucks nachweisbar ist.


## 4.8 Komplikationen der kontinuierlichen arteriellen PO$_2$-Messung

Die kontinuierliche PO$_2$-Messung mittels intraarterieller Elektroden ist ein invasives Verfahren, das mit mehreren Komplikationsmöglichkeiten verbunden ist. Denkbar sind arterielle Blutungen, Thrombosen bzw. Embolien, Embolien des Katheters bzw. der Katheterbestandteile, toxische Schädigungen seitens des Kathetermaterials, Infektionen und elektrische Unfälle. Die Häufigkeit derartiger Komplikationen im eigenen Untersuchungsgut wurde geprüft.

### 4.8.1 Eigene Untersuchungen

Arterielle Blutungen von klinischer Bedeutung wurden im eigenen Krankengut nicht gefunden. Bei Messungen in der A. femoralis wurden die Fußpulse, bei Messungen in der A. brachialis die Pulsationen der A. radialis während der PO$_2$-Messung und — soweit möglich — am Tage nach Beendigung der PO$_2$-Messung vergleichend kontrolliert. Klinisch fand sich kein Anhalt für thromboembolische Komplikationen. Die Fuß- bzw. Radialispulse waren nach der Messung in allen Fällen tastbar. Die Katheter wurden nach Entfernung sorgfältig überprüft, es fand sich kein Hinweis auf eine Ablösung von Katheterbestandteilen. Im Schaftbereich der Katheterelektrode, der innerhalb der Einführungskanüle gelegen hatte, wurden in zwei Fällen makroskopisch erkennbare thrombotische Auflagerungen nachgewiesen. In diesen Fällen hatte keine effektive Spülung des Einführungskatheters mit heparinisierter Kochsalzlösung stattgefunden. An dem Schaft zweier PO$_2$-Elektroden fanden sich rasterelektronenmikroskopisch Mikrothrombosen (s. Kap. 3.12).

Für eine Infektion des Katheters und der Einführungskanüle bestand klinisch, abgesehen von einer geringfügigen Rötung in der Umgebung der Einstichstelle, kein Anhalt. Ein signifikanter Anstieg der Körpertemperaturen während der PO$_2$-Messung gegenüber den vor und nach der PO$_2$-Messung bestimmten Werten fand sich nicht. Bei Temperatursteigerungen über 38,5 bis 39,0 °C wurden Blutkulturen abgenommen. Diese Maßnahme wurde während der kontinuierlichen PO$_2$-Messung bei 17 Patienten durchgeführt. Bei 3 Patienten wurden dabei in der Blutkultur Bakterien nachgewiesen. Es handelte sich um einen 16jährigen Patienten mit einer haemorrhagischen Viruspneumonie, bei dem eine Sepsis mit E. Coli und Klebsiella nach 1 1/2tägiger extrakorporaler Membranoxygenation aufgetreten war, ferner um einen 54jährigen Patienten mit Blasenkarzinom und septischem Schock bei Urosepsis (Klebsiella) sowie um eine 67jährige Patientin mit einer Hirnmassenblutung, bei der in den Blutkulturen sowie an dem Venenkatheter und an dem Einführungskatheter der PO$_2$-Sonde Serratia nachgewiesen wurde. Während in den beiden erstgenannten Fällen die Sepsis mit großer Wahrscheinlichkeit auf Faktoren außerhalb der PO$_2$-Messung zurückzuführen ist, konnte im dritten Falle die Eintrittspforte der Erreger nicht nachgewiesen werden. Es ergab sich jedoch kein weiterer Anhalt für einen Eintritt der Erreger über den arteriellen Katheter.

Für einen elektrischen Unfall während der kontinuierlichen PO$_2$-Messung fand sich ebenfalls kein Hinweis.

35 der 50 überwachten Intensivpatienten sind an ihrem schweren Grundleiden (s. Kap. 4.1) während der stationären Behandlung verstorben. 33 Patienten wurden obduziert. Pathologisch-anatomisch fanden sich im Bereich der arteriellen Punktionsstellen lediglich geringe perivaskuläre Haematome. An der Punktionsstelle der A. femoralis waren im Intimabereich geringfügige thrombotische Auflagerungen zu erkennen, ebenso bei einzelnen Patienten an der Stelle der A. iliaca communis, an der die Elektrodenspitze vermutlich der Intima angelegen hatte. Größere Arterienthrombosen waren nicht erkennbar.

Für eine Toxizität des Elektrodenmaterials fand sich lokal und systemisch kein Anhalt. Hierbei ist jedoch zu berücksichtigen, daß das zumeist vorliegende schwere Krankheitsbild keine genauere Analyse toxischer Veränderungen ermöglichte.


### 4.8.2 Diskussion

Schwerwiegende Komplikationen, die mit Wahrscheinlichkeit auf die kontinuierliche PO$_2$-Messung zurückzuführen waren, wurden im eigenen Krankengut (Langzeitüberwachung des arteriellen PO$_2$ bei 50 Intensivpatienten, kurzzeitige Messungen bei 17 Patienten bzw. Probanden) nicht beobachtet. Wie die rasterelektronenmikroskopischen Untersuchungen gezeigt haben, ist es jedoch nicht ausgeschlossen, daß sich an der PO$_2$-Elektrode kleinere Thromben bilden, die abgerissen werden und in die Gefäßperipherie ausgeschwemmt werden. Während klinisch kein Anhalt für periphere Arterienembolien bestand, können solche möglicherweise mit der Ultraschall-Doppler-Technik [8] nachgewiesen werden. Untersuchungen von Formanek und Frech [52] mittels angiographischer Methoden lassen darauf schließen, daß sich an arteriellen Kathetern je nach Liegedauer und Kathetermaterial wandadhärente Thromben mit einer Häufigkeit von 50 bis 100% bilden, die jedoch nur in einem kleinen Teil der Fälle zu klinisch relevanten Gefäßverschlüssen führen. Diese Untersuchungstechniken wurden im Rahmen der vorliegenden Studie nicht angewandt. Insgesamt erscheint das Risiko der kontinuierlichen PO$_2$-Messung mittels der IBC-Elektrode etwa dem Risiko der kontinuierlichen invasiven arteriellen Blutdruckmessung vergleichbar. Die Komplikationsrate ist hierbei wesentlich kleiner als bei der Arterienkanülierung in der Radiologie und beim Herzkatheter [226]. Eine Heparinisierung ist – abgesehen von der kontinuierlichen Spülung des äußeren Einführungskatheters (s. Kap. 4.1) – nicht erforderlich.

Geering et al. [58] berichteten über 200 Dauerkanülierungen der A. femoralis bei 171 Patienten über eine durchschnittliche Liegedauer von 7,3 Tagen (1 bis 64 Tage). Lediglich in 2 Fällen traten Komplikationen auf, die benigner Natur waren und folgenlos abheilten. Die

Autoren bezeichneten das Verfahren der Dauerkanülierung der A. femoralis als zuverlässig und nahezu risikolos.

Bei Neugeborenen läßt die Nabelarterienkatheterisierung Komplikationen wie Thrombenbildung, Embolien, Gefäßperforationen, Extremitätenischämien, Infektionen und Blutungen in einer Gesamthäufigkeit bis zu 12,5% [150] erwarten. Werden die Nabelarterienkatheter zusätzlich mit einer IBC-Elektrode versehen, so tritt allerdings keine weitere Risikoerhöhung auf [242].

Der bei der IBC-Elektrode als Katheterüberzug verwendete hydrophile Kunststoff Hydron hat sich bei Gewebeimplantationen als gut gewebsverträglich erwiesen [169].

Die intravasale Applikation einer Polarisationsspannung erfordert weitgehende Sicherheitsmaßnahmen, um Komplikationen durch einen elektrischen Unfall auszuschließen. Hierzu gehören schwebende Verstärker-Eingänge, die Verwendung von Batterien als Spannungsquelle und optische Kopplungssysteme zur Verbindung mit Registriergeräten. Diese Sicherheitsmaßnahmen sind nach Angaben der Hersteller in den von uns verwendeten Geräten gewährleistet.

# 5 Abschließende Beurteilung der kontinuierlichen Überwachung des arteriellen PO$_2$ mittels intraarterieller Elektroden

## 5.1 Klinische Wertigkeit der kontinuierlichen Messung des arteriellen Sauerstoffpartialdrucks

Die klinische Wertigkeit der kontinuierlichen PaO$_2$-Messung soll zusammenfassend unter Berücksichtigung der Kriterien des Informationswertes, der Indikation, der Präzision, der Praktikabilität, des Patientenrisikos und der Wirtschaftlichkeit der Methode diskutiert werden. Die kontinuierliche PaO$_2$-Messung eröffnet in der intensivmedizinischen Überwachung des pulmonalen Gasaustausches eine Fülle diagnostischer Möglichkeiten, die von unmittelbar praktisch-therapeutischer und wissenschaftlicher Bedeutung sind. Im Gegensatz zu diskontinuierlichen Methoden erlaubt die kontinuierliche PaO$_2$-Messung eine fortlaufende Trendbeobachtung, die eine ungünstige Verlaufsrichtung frühzeitig erkennen läßt und rechtzeitige therapeutische Maßnahmen ermöglicht, die einer weiteren Verschlechterung vorbeugen können. Dabei werden, wie wir in Übereinstimmung mit Hempelmann und Stosseck [98] beobachten konnten, kurzfristige Veränderungen des pulmonalen Gasaustausches besonders deutlich dargestellt.

Eine derartige Trendbeobachtung erscheint besonders indiziert bei pulmonaler Insuffizienz nach Kreislaufschock, der sogenannten Schocklunge, ferner bei drohender respiratorischer Insuffizienz, wie z.B. der aufsteigenden Lähmung, bei schweren Pneumonien, im schweren Status asthmaticus und beim Lungenödem. Bei der sogenannten Schocklunge tritt relativ frühzeitig eine arterielle Hypoxämie auf, während der CO$_2$-Partialdruck noch im Normbereich liegt oder vermindert ist [83, 134, 175]. Ob es mittels frühzeitiger kontinuierlicher PO$_2$-Messung bei Schockpatienten gelingt, pathologische Vorgänge in der Entwicklung der Schocklunge aufzudecken, müssen weitere Untersuchungen zeigen. Bei der aufsteigenden Lähmung kann die Hypoxämie als Indikator für die alveoläre Hypoventilation angesehen werden, die eine Respiratorbeatmung erforderlich macht. Außerdem kann die Hypoxämie auch auf eine Störung des Ventilations-Perfusions-Verhältnisses oder einen Rechts-Links-Kurzschluß hinweisen, die bei der aufsteigenden Lähmung nicht selten als Folge der flachen Atmung auftreten und eines therapeutischen Eingreifens bedürfen. Auch bei einer schweren Pneumonie kann die Hypoxämie als Trendparameter des Schweregrades der Erkrankung angesehen werden. Dieses gilt ebenso für den Status asthmaticus, sofern keine Sauerstoffinsufflation erfolgt. Der O$_2$-Partialdruck zeigt dabei eine enge Korrelation mit dem Grad der Lungenüberblähung [182, 197] bzw. der Ventilations-Perfusions-Inhomogenität [258], die als Folge der Atemwegsobstruktion auftreten. Erst im Spätstadium des Status asthmaticus kommt es zu einem PCO$_2$-Anstieg, während sonst zumeist im Status asthmaticus eine Hypocapnie besteht [182, 197]. PaCO$_2$-Kontrollen sind daher auch zusätzlich zur PO$_2$-Messung erforderlich, wenngleich letztere auch beim Status asthmaticus die aufschlußreicheren Ergebnisse liefern. Außerdem ermöglicht die kontinuierliche PO$_2$-Messung die besonders bei schweren Atemwegsobstruktionen erforderliche exakte Dosierung der Sauerstoffinsufflation, so daß ein übermäßiger Anstieg des arteriellen O$_2$-Partialdrucks mit Verlust des hypoxischen Atemantriebes vermieden werden kann. Wünschenswert wäre beim Status asthmaticus eine kontinuierliche Überwachung des PaO$_2$ und des PaCO$_2$, ein Verfahren, das zur Zeit jedoch noch einen erheblichen Aufwand erfordert [113, 126, 225]. Der kontinuierlichen PO$_2$-Messung kommt ferner eine klinische Bedeutung in der Trendüberwachung des Lungenödems zu, das immer mit einer deutlichen Hypoxämie einhergeht [1, 183]. Auch im akuten Stadium des Herzinfarktes tritt häufig eine arterielle Hypoxämie auf [176, 183, 246], die mit dem Schweregrad des Herzinfarktes und der Links-Herzinsuffizienz korreliert [48, 207, 264]. Die Rückbildung einer Lungenstauung bei frischem Herzinfarkt kann durch Rückbildung der arteriellen Hypoxämie objektiviert werden [183]. Nach Davidson et al. [29] korreliert der PaO$_2$-Anstieg nach 10minütiger Sauerstoffatmung signifikant mit dem Herzindex bei frischem Herzinfarkt. Dieser Test ist während der kontinuierlichen PaO$_2$-Messung leicht durchführbar. Die fortlaufende PaO$_2$-Messung kann daher auch beim Herzinfarkt im Sinne eines Trendparameters Hinweise auf die Verlaufsrichtung geben.

Wie die eigenen Untersuchungen gezeigt haben, erleichtert die kontinuierliche PaO$_2$-Messung die rechtzeitige Indikationsstellung zur trachealen Intubation und zur Respiratorbeatmung bei progredienter oder drohender respiratorischer Insuffizienz. Sie erleichtert ferner die optimale Respiratoreinstellung. Zwischenfälle und Komplikationen der künstlichen Beatmung werden unmittelbar signalisiert. PaO$_2$-Senkungen unter Routineeingriffen wie tracheobronchiale Absaugung, Bronchoskopie und Bronchiallavage werden fortlaufend kontrolliert. Die Entwöhnung von der Respiratorbeatmung kann durch die kontinuierliche PO$_2$-Messung fortlaufend beurteilt und gegebenenfalls rechtzeitig modifiziert werden. Durch die verbesserte Überwachung des pulmonalen Gasaustausches vor Beginn der Beatmung und die Erleichterung einer frühzeitigen Respiratorentwöhnung kann in Grenzfällen die Respiratortherapie wahrscheinlich verkürzt werden. Sauerstoff- und Stickstoffinsufflation lassen sich exakt überwachen. Die genaue kontinuierliche Überwachung der therapeutischen Sauerstoffzufuhr mittels der kontinuierlichen PO$_2$-Messung kann insbesondere im Hinblick auf die pädiatrische Intensivbehandlung von Frühgeborenen und Neugeborenen als bedeutsamer Fortschritt angesehen werden, da eine Hypoxämie eine dauernde Hirnschädigung und eine Hyperoxämie eine retrolentale Fibroplasie mit nachfolgender Blindheit hervorrufen kann. Die Zahl notwendiger diskontinuierlicher Blutgasanalysen bei Zuständen mit rasch wechselnden Veränderungen des pulmonalen Gasaustausches kann durch die kontinuierliche Blutgasanalyse erheblich reduziert werden. Bei Berücksichtigung der Drift derzeitig verfügbarer PO$_2$-Elektroden ist eine in-vivo-Nacheichung der PO$_2$-Elektroden anhand diskontinuierlicher PO$_2$-Messungen in etwa 8stündlichen Abständen notwendig. Mit zunehmender Stabilität der PO$_2$-Elektroden können die erforderlichen Eichintervalle verlängert werden.

Ein weiterer Vorteil der kontinuierlichen Blutgasanalyse gegenüber der diskontinuierlichen Messung liegt darin, daß eine Beeinflussung der Blutgase durch die für die diskontinuierliche Untersuchung erforderliche Punktion und die damit auch verbundene schmerzbedingte Veränderung der Atmung entfällt. Dieser Gesichtspunkt gilt besonders für die pädiatrische Intensivmedizin, kann jedoch auch bei der Untersuchung von Erwachsenen bedeutsam sein.

Im eigenen Untersuchungsgut deckte die kontinuierliche PaO$_2$-Registrierung bei Intensivpatienten deutliche Wirkungen von Pharmaka, raschen Kreislaufänderungen und Wechsel der Körperlage auf den pulmonalen Gasaustausch auf. Bei Störungen der zentralen Atemregulation fanden sich charakteristische PaO$_2$-Schwankungen.

In der operativen Medizin ist die kontinuierliche PaO$_2$-Überwachung häufiger bei extrakorporaler Zirkulation bzw. extrakorporaler Oxygenation [24, 25, 32, 95—97] angewendet worden, außerdem erfolgten kontinuierliche $PaO_2$-Messungen unter verschiedenen wissenschaftlichen anaesthesiologischen und chirurgischen Fragestellungen [6, 78, 86, 98, 139].

Smith et al. [235] haben bei Intensivpatienten und bei Patienten während der Narkose kontinuierliche simultane Registrierungen der arteriellen $PO_2$-, $PCO_2$- und pH-Werte mittels eines externen Blutgasmonitors durchgeführt. Nach den Erfahrungen dieser Autoren liefert die kontinuierliche Registrierung des arteriellen $PO_2$ dabei die wichtigsten Informationen.

Von Kunke et al. [162] sowie Kunke und Schulz [163] wurde ein $PaO_2$-geregeltes Beatmungssystem angegeben, als dessen Meßfühler eine intraarterielle $PO_2$-Elektrode, zum Teil in Kombination mit einer $PCO_2$-Elektrode fungiert. Ob dieses zur Zeit noch störanfällige System Eingang in die Intensivmedizin finden wird, bleibt abzuwarten.

Die kontinuierliche $PaO_2$-Überwachung hat sich nach den eigenen Erfahrungen im routinemäßigen Einsatz auf der Intensivstation als praktikabel erwiesen. Die Applikation der $PO_2$-Elektrode nimmt etwa 15 bis 30 min in Anspruch. Nachteilig ist eine gewisse Erschwernis der Patientenpflege bei Einführung der Elektrode über die A. femoralis. Bei geeigneter Fixierungstechnik ist diese Beeinträchtigung jedoch nicht schwerwiegend. Eine Seitenlagerung des Patienten ist weiterhin möglich. Als weiterer Nachteil ist zu erwähnen, daß die derzeit erhältlichen polarographischen Elektroden noch nicht den Anforderungen der intensivmedizinischen Überwachung voll genügen (s. Kap. 5.3).

Obwohl der Einsatz der kontinuierlichen arteriellen $PO_2$-Messung mittels intravasaler Elektroden im eigenen Untersuchungsgut keine schwerwiegenden Komplikationen hervorgerufen hat, handelt es sich doch um eine invasive diagnostische Maßnahme, die einer engen Indikationsstellung bedarf. In der Intensivmedizin sehen wir folgende Indikationen für den Einsatz der kontinuierlichen intraarteriellen $PO_2$-Messung:

1. Respiratorbeatmung bei schweren pulmonalen Gasaustauschstörungen (hohe endexspiratorische Beatmungsdrücke und hohe inspiratorische $O_2$-Konzentration).
2. Arterielle Hypoxämie, z.B. bei schweren Pneumonien, insbesondere Aspirationspneumonien, schockbedingten Lungenveränderungen, Verbrauchskoagulopathien und therapierefraktären Lungenödemen.
3. Progrediente respiratorische Insuffizienz, z.B. bei aufsteigender Lähmung oder schwerem Status asthmaticus.
4. Stickstoffinsufflation oder Beatmung mit hypoxischen Gasgemischen.

Als weitere Indikationen sind die Überwachung von Narkosen unter bestimmten Fragestellungen und die extrakorporale Oxygenation zu erwähnen. Hierbei ist jedoch zu berücksichtigen, daß die kontinuierliche intravasale $PO_2$-Messung durch Inhalationsanaesthetika, insbesondere Halothan [9] beeinflußt wird. Außerdem ist der Einsatz der kontinuierlichen $PO_2$-Messung in der Diagnostik pulmonaler Gasaustauschstörungen z.B. bei der Untersuchung des pulmonalen Gasaustausches unter pharmakologischen Einflüssen und Allergenexposition denkbar. Für einen Teil dieser Indikationen ist jedoch eine weitere Verbesserung der Elektrodeneigenschaften, besonders der Einstellzeit, der Stabilität und der Linearität erforderlich.

Kontraindikationen der intraarteriellen $PO_2$-Messung sind die schwere haemorrhagische Diathese und arterielle Verschlußerkrankung.

Bei Berücksichtigung der Kosten derzeit erhältlicher elektronischer Meßeinheiten für die kontinuierliche $PO_2$-Messung (3000 bis 7000 DM) und der zugehörigen $PO_2$-Elektroden zum Einmalgebrauch (70 bis 130 DM) erscheint die intensivmedizinische Anwendung dieses Überwachungsverfahrens auch unter wirtschaftlichen Gesichtspunkten vertretbar.

## 5.2 Vergleich mit anderen Methoden der fortlaufenden Überwachung des pulmonalen Gasaustausches

Ein Ersatz der fortlaufenden $PO_2$-Messung mit intravasalen Elektroden durch eine kontinuierliche Absaugung von arteriellem Blut über einen externen Blutgasanalysator [44, 135, 136, 235, 254] ist bei mehrtägiger Überwachungsdauer in der Intensivmedizin wegen des erheblichen Blutverlustes bzw. wegen der Problematik der sterilen Reinfusion sowie wegen der Neigung zu Thrombosierungen in dem zu- und abführenden Schlauchsystem und wegen einer erforderlichen Heparinisierung nicht routinemäßig praktikabel. Bei kurzdauernden Untersuchungen des pulmonalen Gasaustausches über wenige Stunden scheint jedoch — soweit aus der Literatur ersichtlich — die Absaugmethode über eine externe Durchflußküvette wegen günstigerer Elektrodeneigenschaften und wegen der Möglichkeit, gleichzeitig $PCO_2$, pH und andere Parameter kontinuierlich zu messen, den derzeit verfügbaren intravasalen Elektroden überlegen zu sein.

Die transkutane $PO_2$-Messung stellt nach den eigenen Untersuchungen in der intensivmedizinischen Überwachung erwachsener Patienten wegen der vielfältigen Beeinflussung durch individuelle Hautfaktoren, wechselnde Kreislaufsituationen, Unlinearität der Beziehungen zwischen transkutanem und arteriellem $PO_2$, Abhängigkeit von der transkutanen Meßdauer und Dämpfung der $PO_2$-Schwankungen insbesondere bei Kreislaufinsuffizienz keinen annähernd gleichwertigen Ersatz der arteriellen $PO_2$-Messung dar. Prinzipiell ähnliche Einschränkungen dürften auch für die kontinuierliche transkutane $PO_2$-Messung mittels Massenspektrometers [31] gelten. In der pädiatrischen Intensivmedizin besteht — soweit aus der Literatur ersichtlich — offenbar wegen der günstigeren Diffusionsverhältnisse der Haut von Neugeborenen auch bei Kreislaufinsuffizienz eine engere Beziehung des transkutanen zum arteriellen $PO_2$, so daß der Einsatz dieser Methode in der Pädiatrie gegenüber der intraarteriellen Messung größere Vorteile zu haben scheint.

Als weitere Verfahren zur kontinuierlichen Überwachung des pulmonalen Gasaustausches sind die kontinuierliche massenspektrometrische Messung der Atemgase [138, 181, 203, 210] und der Blutgase [17, 230, 257, 263] zu erwähnen. Beide Verfahren sind durch einen hohen apparativen Aufwand gekennzeichnet. Die kontinuierliche massenspektrometrische Atemgasanalyse ist im Routinebetrieb der beatmeten Intensivpatienten wegen einer schwer vermeidbaren Verunreinigung des Einlaßsystems problematisch. Außerdem ist die Aussagekraft des Verfahrens hinsichtlich der arteriellen Oxygenation wegen der bei beatmeten Intensivpatienten zumeist sehr hohen endexspiratorisch-arteriellen $PO_2$-Differenz eingeschränkt. Für die kontinuierliche Überwachung des endexspiratorischen $CO_2$-Partialdrucks, die auch mittels eines Infrarotanalysators erfolgen kann, gilt ähnliches: Zwischen dem endexspiratorischen und dem arteriellen $PO_2$-Partialdruck bestehen wegen des hohen alveolären Totraumes bei beatmeten Intensivpatienten zumeist sehr große Differenzen, so daß Rückschlüsse auf die arteriellen Blutgase nur mit erheblichen Einschränkungen möglich sind. Die kontinuierliche massenspektrometrische Blutgasanalyse mittels eines intraarteriellen Diffusionsmembrankatheters bietet den Vorteil der gleichzeitigen Messung mehrerer Blutgase, ist aber wegen des großen apparativen Aufwandes und eines zeitraubenden Eichvorganges zur Zeit noch nicht für den routinemäßigen Einsatz geeignet. Außerdem ist dieses Verfahren in Abhängigkeit von dem Material derzeit erhältlicher Diffusionsmembrankatheter durch relativ lange Einstellzeiten gekennzeichnet. Die Gaschromatographie erlaubt in Verbindung mit einem intravasalen Diffusionsmembrankatheter nur eine diskontinuierliche

Blutgasmessung im Abstand von 3,5 min [179]. Außerdem besteht eine bedeutsame Konvektionsabhängigkeit.

Die kontinuierliche Messung der arteriellen Sauerstoffsättigung (Oxymetrie) mit einem intraarteriellen Fiberoptikkatheter [147] bietet den Vorteil einer relativ kurzen Einstellzeit. Sie ermöglicht jedoch wegen des Verlaufs der Sauerstoffdissoziationskurve keine Beurteilung von Änderungen im hyperoxämischen Bereich. Auch im normoxämischen Bereich sind Sättigungsänderungen weniger deutlich als die entsprechenden Änderungen des O$_2$-Partialdrucks. Außerdem besteht eine Abhängigkeit der Sättigungsmessung von pH und PCO$_2$-Schwankungen. Ferner ist dieses Verfahren relativ empfindlich gegenüber Thrombosierungen der Katheterspitze, so daß eine Heparinisierung erforderlich ist. Die seit mehr als 40 Jahren bekannte unblutige Ohroxymetrie [154, 180], deren Anwendung durch neuere technische Verbesserungen erleichtert wurde [51, 218], erlaubt nur bei ausreichender Hautperfusion eine verwertbare Trendbeobachtung der arteriellen Sauerstoffsättigung. In der Intensivmedizin bietet dieses Verfahren daher nur beschränkte Einsatzmöglichkeiten.

## 5.3 Anforderungen an intravasale PO$_2$-Elektroden

Es ergibt sich die Frage, ob die geprüften intravasalen PO$_2$-Elektroden den Anforderungen der kontinuierlichen PO$_2$-Überwachung in der Intensivmedizin genügen. Die hierzu in vitro und in vivo durchgeführten Untersuchungen haben gezeigt, daß mit Hilfe der Elektroden wesentliche Informationen über das Verhalten des arteriellen PO$_2$ während der Intensivbehandlung gewonnen werden konnten. Für die Beurteilung der Meßergebnisse ist jedoch eine genaue Kenntnis der Elektrodeneigenschaften erforderlich, die zum Teil bisher nicht publiziert waren oder deren Angaben aufgrund eigener Untersuchungen korrigiert werden mußten und die den Anwendungsbereich dieser Elektroden zum Teil einschränken.

**Tabelle 6.** Anforderungen an intravasale PO$_2$-Elektroden für die intensivmedizinische Überwachung

Durchmesser < 1 mm
Ausreichende Flexibilität
Mechanische Stabilität ohne Gefahr der intravasalen Ablösung von Teilen der Elektrode
Biokompatible thrombosehemmende Oberfläche, keine Notwendigkeit einer Antikoagulation
Lebensdauer 5 bis 7 Tage bei weitgehender Konstanz der Meßeigenschaften
Nullstromäquivalent ~0
Drift < 10%/24 h
Linearität 0 bis 700 mmHg (0–93 kPa)
Temperaturabhängigkeit < 3%/°C
90%-Einstellzeit < 10 s
Zu vernachlässigende Beeinflussung durch Blutfluß, Blutdruck, Osmolarität, PCO$_2$, H$^+$- und andere Ionen
Keine Abhängigkeit von Narkosegasen
Elektrische Sicherheit
Einfache Handhabung
Preisgünstige Sensoren zum Einmalgebrauch

In Tabelle 6 sind die Anforderungen zusammengestellt, denen PO$_2$-Elektroden gerecht werden sollten, die im intensivmedizinischen Bereich eingesetzt werden [67].

Die Hersteller von intravasalen Elektroden sollten möglichst vollständige Angaben vor-
legen, inwieweit die angebotenen Elektroden den erforderten Eigenschaften entsprechen.
Obwohl bisher viele intravasale PO$_2$-Elektroden beschrieben worden sind (Tabelle 3), erfüllt doch keine annähernd alle in Tabelle 6 genannten Anforderungen. Hinsichtlich der
IBC-Elektrode müssen Einschränkungen durch das Einstellverhalten und die Instabilität
wichtiger Meßeigenschaften (Empfindlichkeit, Nullstrom, Einstellzeit) sowie eine erhebliche
Unlinearität im hypoxischen Bereich genannt werden. Bezüglich der Roche-Elektrode ist
ebenfalls eine relativ lange Einstellzeit zu erwähnen, außerdem findet sich ein höherer
Temperaturkoeffizient.

Neuere technische Verfahren wie die Hochfrequenzkathoden-Zerstäubertechnik [10,
216] oder die Verwendung von Brennstoffzellen [170, 193] lassen die Verwirklichung
einer Miniaturisierung der PO$_2$-Elektrode mit den genannten Eigenschaften in absehbarer
Zeit möglich erscheinen. Weitere Bestrebungen gelten der Entwicklung miniaturisierter
Elektroden zur alternierenden [253] oder simultanen Messung von PO$_2$ und PCO$_2$.

# 6 Zusammenfassung und Summary

## 6.1 Zusammenfassung

Kontinuierliche intravasale $PO_2$-Messungen mittels polarographischer Elektroden eröffnen
in der Intensivmedizin und der Lungenfunktionsdiagnostik ein breites Spektrum diagnostischer Möglichkeiten. In den letzten Jahren entwickelte kommerziell verfügbare Elektroden
ermöglichen den routinemäßigen Einsatz dieses Verfahrens. In der vorliegenden Arbeit
sollte geprüft werden, welche spezifischen Elektrodeneigenschaften bei der kontinuierlichen
intravasalen $PO_2$-Messung zu berücksichtigen sind, welche Aussagekraft dieser Methode in
der Intensivmedizin zukommt, welches die Indikationsstellung zu dieser Methode ist, mit
welchen Komplikationsmöglichkeiten zu rechnen ist und welche Vor- und Nachteile diese
Methode gegenüber verwandten Methoden besitzt.

Nach einem kurzen Abriß der Entwicklung polarographischer intravasaler $PO_2$-Elektro-
den und verwandter Methoden zur kontinuierlichen $PO_2$-Messung im Blut werden die Eigenschaften einer monopolaren Gold- und einer bipolaren Silber-Silberchlorid-Elektrode anhand
von in-vitro- und in-vivo-Untersuchungen dargestellt. Beide Elektroden zeigen eine Unlinearität im hyperoxischen Bereich, eine relativ lange 90%-Einstellzeit von 73 bzw. 81 s und eine
deutliche Temperaturabhängigkeit mit einem Temperaturkoeffizienten von 1,6 bzw. 3,2%/°C.
Die Gold-Elektrode läßt außerdem eine geringe Abhängigkeit von der Wasserstoffionenkonzentration erkennen. Vergleichende Untersuchungen der Meßwerte der monopolaren Gold-
Elektrode mit diskontinuierlichen Blutgasanalysen ergaben einen Korrelationskoeffizienten
von 0,89; es bestand eine erhebliche Streuung der Meßwerte mit einem Standardfehler der
Schätzung von ±12,7 mmHg (1,7 kPa). Als Ursache dieser Streuung kommen neben den genannten Elektrodeneigenschaften eine Konvektionsabhängigkeit, Verlängerung der
Ansprechzeit mit zunehmender Meßdauer, Hystereseeffekte nach Hyperoxie, eine Änderung
der Empfindlichkeit sowie des Null-Stroms und Änderungen des Hautübergangswiderstandes
in Betracht. Daneben ist auch die Fehlerbreite der als Referenzmethode verwendeten diskontinuierlichen Blutgasanalyse zu berücksichtigen.

Rasterelektronenmikroskopische Untersuchungen an 18 monopolaren Elektroden haben
filmartige Proteinauflagerungen bei fast allen der in vivo eingesetzten Elektroden gezeigt.
Feinwarzige mikrothrombotische Auflagerungen im Schaftbereich der Elektroden fanden
sich demgegenüber nur in einzelnen Fällen. Weiterhin fielen Veränderungen der Oberflächen-
struktur des Elektrodenüberzuges auf, die jedoch überwiegend auf Trocknungsvorgänge zurückzuführen sind.

Eine Langzeitüberwachung des arteriellen $PO_2$ wurde bei insgesamt 50 Intensivpatienten
über 2 bis 363 Stunden (Mittelwert 79,9 Stunden) durchgeführt. Ferner wurden bei 15 Patienten mit unterschiedlichen Lungenfunktionseinschränkungen — zumeist chronisch-obstruktiven Atemwegserkrankungen — und 2 gesunden Probanden kontinuierliche Untersuchungen des arteriellen $PO_2$ über etwa 2 Stunden vorgenommen.

Die klinischen Untersuchungen zeigten, daß die kontinuierliche arterielle $PO_2$-Überwachung bei Intensivpatienten die Indikationsstellung zur Respiratorbeatmung, die rechtzeitige Erkennung von Beatmungskomplikationen, die optimale Respiratoreinstellung und die Entwöhnung vom Respirator wesentlich erleichtert. Bedrohliche $PO_2$-Senkungen bei tracheobronchialer Absaugung und Bronchoskopie können durch diese Methode erkannt und vermieden werden. Die inspiratorische Zumischung von Sauerstoff kann ebenso wie eine Stickstoffinsufflation mit Hilfe der kontinuierlichen $PO_2$-Messung überwacht werden. Sauerstoffein- und -ausmischkurven bei rascher Änderung der inspiratorischen Sauerstoffkonzentration sind ohne zusätzlichen apparativen Aufwand zu registrieren. Untersuchungen der 50%-$PaO_2$-Ein- und -Ausmischzeit bei plötzlicher Änderung der inspiratorischen Sauerstoffkonzentration an 12 Patienten mit Lungenfunktionseinschränkung verschiedener Schweregrade lassen darauf schließen, daß dieser Wert von der alveolären Ventilation sowie von dem Grade der Ventilations-Perfusions-Inhomogenität bestimmt wird. Insbesondere fanden sich signifikante Korrelationen der 50%-Ein- und -Ausmischzeit mit dem arteriellen $PO_2$, $PCO_2$, der inspiratorisch-arteriellen $PO_2$-Differenz, dem physiologischen Rechts-Links-Shunt, dem relativen Residualvolumen, dem Atemwegswiderstand und der relativen Einsekundenkapazität. Auch bei 7 Intensivpatienten war eine signifikante Korrelation der 50%-$PaO_2$-Einmischzeit mit der inspiratorisch-arteriellen $PO_2$-Differenz und dem sogenannten P/F-Quotienten nachweisbar. Es konnte ferner gezeigt werden, daß der arterielle Sauerstoffpartialdruck bei den untersuchten Intensivpatienten außer von den Beatmungsparametern auch von Kreislaufeinflüssen, Lageänderungen und pharmakologischen Einwirkungen bestimmt wird. Insbesondere wurde der Effekt von sublingual appliziertem Nitroglyzerin auf den pulmonalen Gasaustausch demonstriert. Die kontinuierliche arterielle $PO_2$-Messung zeigte in Verbindung mit der massenspektrometrischen Untersuchung der Atemgase bei 6 Patienten nach Nitroglyzerin einen $PaO_2$-Abfall bei leichtem Anstieg des endexspiratorischen $PO_2$ und entsprechender Zunahme der endexspiratorisch-arteriellen $PO_2$-Differenz. Diese Veränderungen sind wahrscheinlich auf Verteilungsstörungen des Ventilations-Perfusions-Verhältnisses bei pulmonalkapillärer Vasodilatation sowie möglicherweise auch auf eine Verminderung des Herzzeitvolumens und eine geringe Zunahme der alveolären Ventilation zurückzuführen.

An kasuistischen Beispielen wurden verschiedene Typen von Fluktuationen des arteriellen $PO_2$ gezeigt. Bei periodischer Atmung als Folge einer zerebrovaskulären Insuffizienz und eines Myxödems fanden sich rhythmische $PO_2$-Schwankungen mit einer Frequenz um 1 bis 2/min und Fluktuationen des mittleren arteriellen Blutdrucks mit gleicher Frequenz.

Durch die bisher übliche diskontinuierliche $PO_2$-Messung kann die Dynamik der beschriebenen $PO_2$-Veränderungen nicht ausreichend erfaßt werden. Neben der kontinuierlichen $PO_2$-Messung ermöglicht die arterielle Kanülierung die kontinuierliche Überwachung des arteriellen Blutdrucks und arterielle Blutentnahme.

Abgesehen von geringen perivaskulären Haematomen wurden bei den von uns untersuchten Patienten keine Komplikationen der kontinuierlichen intravasalen $PO_2$-Messung beobachtet. Das Komplikationsrisiko der kontinuierlichen $PO_2$-Überwachung scheint dem der arteriellen Dauerkanülierung, wie sie z.B. zum Zweck der blutigen arteriellen Druckmessung vorgenommen wird, zu entsprechen. Wegen des möglichen Komplikationsrisikos sollte eine intraarterielle $PO_2$-Überwachung jedoch nur bei entsprechender Indikationsstellung erfolgen. Als.Indikationen zur kontinuierlichen arteriellen $PO_2$-Überwachung sind nach den eigenen bisherigen Erfahrungen die Respiratorbeatmung bei schweren pulmonalen Gasaustauschstörungen, insbesondere bei hoher inspiratorischer $O_2$-Konzentration und positivem endexspiratorischem Druck, die progrediente respiratorische Insuffizienz, die schwere Hypoxämie und die Stickstoffinhalation bei Paraquatvergiftungen zu sehen. Als Kontraindikationen sind eine schwere haemorrhagische Diathese und eine arterielle Verschlußkrankheit zu nennen.

Es wurden vergleichende Messungen des intraarteriellen und des mittels einer beheizten Hautelektrode bestimmten transkutanen $PO_2$ bei 18 überwiegend kreislaufinsuffizienten und beatmeten Intensivpatienten sowie bei 14 kreislaufstabilen Patienten durchgeführt. Sie ergaben bei manifester Kreislaufinsuffizienz eine zum Teil starke Erniedrigung und ein zum Teil diskordantes Verhalten der transkutanen $PO_2$-Werte gegenüber den arteriellen $PO_2$-Werten. Aber auch bei klinisch kompensierten Kreislaufverhältnissen lagen die transkutanen $PO_2$-Werte zum Teil erheblich unter den korrespondierenden arteriellen Werten. Ferner bestand besonders im hypoxämischen Bereich eine deutliche Unlinearität der Beziehung zwischen transkutanem und arteriellem $PO_2$. Ein $PO_2$-Abfall wurde daher im hypoxämischen Bereich durch die transkutane Messung erheblich überschätzt. Weiterhin besteht eine Abhängigkeit der transkutanen $PO_2$-Messung von individuellen Hautfaktoren und von der Dauer der transkutanen Messung. Aus diesen Gründen ist ein annähernd gleichwertiger Ersatz der intraarteriellen $PO_2$-Messung durch die transkutane $PO_2$-Messung bei erwachsenen Intensivpatienten insbesondere bei Kreislaufinsuffizienz nicht möglich. Die nicht-invasive transkutane $PO_2$-Messung erscheint jedoch in der Betreuung erwachsener Intensivpatienten geeignet als globaler Überwachungsparameter des Trendverlaufs des arteriellen $PO_2$ und der peripheren Perfusion, wobei zusätzliche Untersuchungen von Kreislaufparametern und arteriellem $PO_2$ zur Deutung von Änderungen des Trends erforderlich sind. Als weitere konkurrierende Verfahren werden die kontinuierliche massenspektrometrische Atem- und Blutgasanalyse sowie die kontinuierliche intraarterielle Sauerstoffsättigungsmessung besprochen. Gegenüber der massenspektrometrischen Messung bietet die intraarterielle polarographische $PO_2$-Messung die Vorteile eines geringeren Aufwandes und einer kürzeren Einstellzeit. Die kontinuierliche intraarterielle Sauerstoffsättigungsmessung erlaubt wegen des Verlaufs der Sauerstoffsättigungskurve keine Beurteilung des pulmonalen Sauerstoffaustausches im hyperoxischen Bereich.

Abschließend wurde ein Katalog wünschenswerter Eigenschaften intravasaler $PO_2$-Elektroden für den Gebrauch in der Intensivmedizin aufgestellt. Keine der bisher gebräuchlichen Elektroden erfüllt diese Anforderungen annähernd vollständig. Technische Entwicklungen der letzten Jahre lassen jedoch eine weitere Annäherung der Elektroden an diese Forderungen erwarten, so daß ein zunehmender Einsatz dieses Verfahrens in der Intensivmedizin begünstigt wird. Es war das Anliegen dieser Arbeit, auf die Möglichkeiten und die derzeitigen Grenzen dieses Verfahrens hinzuweisen und weitere technische Verbesserungen anzuregen.

## 6.2 Summary

In recent years continuous monitoring of pulmonary gas exchange has become practicable by the use of intravascular polarographic oxygen electrodes which are commercially available. This monograph deals with methodological problems of continuous polarographic intraarterial $PO_2$ measurement and with the application and significance of continuous $PO_2$ monitoring in intensive care.

The first two chapters contain a short review of polarographic and other methods of measuring oxygen in the blood and a formulation of the problem.

In the third chapter results of in vitro and in vivo examinations of a monopolar gold electrode and a bipolar silver-silver chloride electrode are presented. According to these evaluations the electrodes are suitable for intensive care purposes if several limitations are taken into account, especially changes in sensitivity, nonlinearity in hyperoxia and a relatively long response time, as well as temperature and flow dependence. Scanning electron microscopic examinations of 18 monopolar Hydron-coated electrodes showed a protein film on the electrode surface in nearly all cases after an in vivo measuring period of 2 to 109 h. Microthrombotic deposits were seen only in two cases. From these results and from the other clinical observations it may be concluded that there is a low risk of thromboembolic complications when using Hydron-coated electrodes.

In the fourth chapter clinical experiences with continuous arterial $PO_2$ measurements in 50 intensive care patients and 17 other subjects are reported. The clinical application showed the inherent advantages of continuous $PaO_2$ monitoring compared with conventional blood gas analysis. It provides an instant warning of threatening hypoxemias. By recording trends it made it easier to decide when to start artificial ventilation and also helped to find the optimal respirator setting as well as aiding respirator weaning. Oxygen and nitrogen insufflation can be controlled uninterruptedly. The favorable and unfavorable consequences of therapeutic measures in disturbed pulmonary gas exchange can be observed immediately. Continuous $PaO_2$ monitoring provided additional information on pulmonary gas exchange by recording oxygen mixing curves after a step change of inspiratory oxygen concentration. The 50% oxygen mixing times correlated significantly with the parameters of alveolar ventilation and ventilation perfusion inhomogeneity. Continuous $PaO_2$ monitoring not only demonstrated the effects of various respirator settings but also showed immediately the influences of circulatory changes, variations of the body position, and pharmacological agents on pulmonary gas exchange. For detailed continuous study of pulmonary gas exchange, the combination of continuous measurement of the arterial $PO_2$ with mass spectrometric registration of the endexpiratory $PO_2$ proved useful. After sublingual administration of 1.6 mg nitroglycerin in six patients a significant increase in endexpiratory $PO_2$ and a significant decrease of arterial $PO_2$ could be observed within a few minutes, indicating a ventilation perfusion imbalance and an increase in alveolar ventilation. Continuous $PaO_2$ measurement discloses several types of cyclic $PO_2$ variations. In two cases of periodic breathing in cerebrovascular insufficiency and myxedema, cyclic oscillations of $PaO_2$ and arterial blood pressure with the same frequency of about 1 to 2/min were observed.

Simultaneous continuous measurements of arterial and transcutaneous $PO_2$ were performed in 32 patients. They revealed several limitations in the transcutaneous method, especially a decrease of transcutaneous $PO_2$ in circulatory insufficiency, an overproportional decrease of transcutaneous $PO_2$ in hypoxia, and a dependence of transcutaneous $PO_2$ on individual skin factors and duration of measurement. Therefore transcutaneous $PO_2$ monitoring is not equivalent to continuous measurement of arterial $PO_2$.

In our patients continuous intraarterial $PO_2$ measurement was not complicated by any clinically relevant bleeding, thrombosis, or embolism. The risks of arterial $PO_2$ measurement appear to correspond approximately to those of monitoring arterial blood pressure with an indwelling catheter.

In the fifth chapter the clinical significance of continuous arterial $PO_2$ measurements is discussed. According to our experiences continuous $PaO_2$ monitoring may be used in intensive care under the following indications: 1. artificial ventilation when pulmonary gas exchange is severely disturbed; 2. arterial hypoxemia (severe pneumonias, shock lung syndrome, lung edema not responsive to treatment); 3. progressive respiratory insufficiency (ascending paralysis, severe status asthmaticus); and 4. nitrogen insufflation, artificial respiration with hypoxic gas mixtures. Contraindications are arterial occlusive diseases and severe hemorrhagic diathesis. Advantages and disadvantages of continuous intraarterial $PO_2$ measurement in comparison with other methods of continuous blood gas monitoring are discussed. Finally, a list of desirable electrode features which could serve as guidelines for further development of intraarterial sensors is given.

# 7 Anhang

## 7.1 Erläuterungen der verwendeten Symbole und Abkürzungen

| | |
|---|---|
| AF | Atemfrequenz |
| AMV | Atemminutenvolumen |
| AZV, AV | Atemzugvolumen |
| avDO$_2$ | Arteriovenöse O$_2$-Gehaltsdifferenz |
| CaO$_2$ | Arterieller O$_2$-Gehalt |
| CćO$_2$ | Pulmonal-endkapillärer O$_2$-Gehalt |
| C$\bar{\mathrm{v}}$O$_2$ | Gemischt-venöser O$_2$-Gehalt |
| CPAP | Continuous positive airway pressure (Spontanatmung mit kontinuierlich positivem Atemwegsdruck) |
| FEV1 | Einsekundenkapazität (Tiffeneau-Test) |
| FIO$_2$ | Inspiratorische Sauerstoffkonzentration |
| HF | Herzfrequenz |
| HZV | Herzzeitvolumen |
| kPa | Kilopascal |
| n | Anzahl der Fälle bzw. Beobachtungen |
| nA | Nano-Ampère |
| p | Irrtumswahrscheinlichkeit |
| pA | Pico-Ampère |
| PaCO$_2$ | Arterieller CO$_2$-Partialdruck |
| PACO$_2$ | Alveolärer CO$_2$-Partialdruck |
| $\bar{\mathrm{P}}$ad | Mittlerer Blutdruck im rechten Vorhof |
| PaO$_2$ | Arterieller Sauerstoffpartialdruck |
| PAO$_2$ | Alveolärer Sauerstoffpartialdruck |
| $\bar{\mathrm{P}}$ap | Mittlerer pulmonalarterieller Blutdruck |
| $\bar{\mathrm{P}}$art | Mittlerer arterieller Blutdruck |
| PB | Luftdruck |
| PH$_2$O | Wasserdampfdruck |
| PetCO$_2$ | Endexspiratorischer CO$_2$-Partialdruck |
| PetO$_2$ | Endexspiratorischer O$_2$-Partialdruck |
| PtcO$_2$ | Transkutan gemessener Sauerstoffpartialdruck |
| PEEP | Positiver endexspiratorischer Druck |
| Q$_S$/Q$_T$ anat | „Anatomischer" Rechts-Links-Shunt |
| Q$_S$/Q$_T$ phys | „Physiologischer" Rechts-Links-Shunt |
| r | Pearson'scher Korrelationskoeffizient |
| r$_s$ | Spearman'scher Rangkorrelationskoeffizient |
| R$_t$ | Atemwegswiderstand (Resistance) |
| RP | Relative lokale Perfusion nach [115] |

| | |
|---|---|
| RQ | Respiratorischer Quotient |
| RV | Residualvolumen |
| s | Standardabweichung |
| $s_{y \cdot x}$ | Standardfehler der Schätzung |
| $t_{90}$ | 90%-Einstellzeit |
| TGV | Thorakales Gasvolumen |
| TK | Totalkapazität |
| VK | Vitalkapazität |
| $\bar{x}$ | Mittelwert von x |

## 7.2 Definitionen, Formeln, Berechnungen

*Empfindlichkeit der Elektrode*

$$= \frac{\text{Reduktionsstrom} - \text{Nullstrom}}{\text{Sauerstoffpartialdruck}}$$

*Nullstromäquivalent der Elektrode*

$$= \frac{\text{Nullstrom}}{\text{Empfindlichkeit}}$$

*In-vivo-Drift der Elektrode*

$$= \frac{(\text{Kont. } PO_2\text{-Meßwert} - \text{diskont. } PO_2\text{-Meßwert}) \times 100}{\text{diskont. } PO_2\text{-Meßwert} \times \text{Zeit seit Eichung}}$$

*Alveolarluftformel:*

$$PAO_2 = FIO_2 \, (PB - PH_2O) - PACO_2 \, \left(FIO_2 + \frac{1 - FIO_2}{RQ}\right)$$

*„Physiologischer" Rechts-Links-Shunt:*

$$\frac{QS}{Q_S/Q_{T \, phys}} = \frac{C\acute{c}O_2 - CaO_2}{C\acute{c}O_2 - C\bar{v}O_2}$$

*„Anatomischer" Rechts-Links-Shunt:*

$$\frac{Qs}{Q_S/Q_{T \, anat}} = \frac{(PB - PH_2O - PaCO_2 - PaO_2) \times 0{,}31}{aVDO_2 + (PB - PH_2O - PaCO_2 - PaO_2) \times 0{,}0031}$$

*Totraumquotient:*

$$\frac{VD}{VT} = \frac{PaCO_2 - PECO_2}{PaCO_2}$$

*P/F-Quotient nach [107]:*

$$P/F\text{-Quotient} = \frac{PaO_2}{FIO_2}$$

## 7.3 Verwendete Meß- und Registriergeräte

**Tabelle 7.** Aufstellung der eingesetzten Meß- und Registriergeräte

| Untersuchungsgegenstand | Methode | Gerät | Bezeichnung und Dimension der Ausgabewerte |
|---|---|---|---|
| Kontinuierliche Messung des arteriellen $PO_2$ | polarographische $PO_2$-Katheterelektrode | 1. IBC Differential Oxygen Analyzer<br>2. Prototyp $PO_2$-Meßgerät Fa. Hoffmann-La Roche AG, Basel<br>3. Nanoamperemeter Fa. Knick | $PO_2$ (mmHg, kPa)<br>(1 kPa = 7,5 mmHg) |
| Transkutan gemessener Sauerstoffpartialdruck | beheizte Hautelektrode | Prototyp (Huch-Lübbers-Huch-Methode) | $PtcO_2$ (mmHg, kPa) relative lokale Perfusion nach Huch (RP) (dimensionslos) |
| Diskontinuierliche Messung von $PO_2$, $PCO_2$ und pH im Blut | polarographisch, pH Glaselektrode, Astrup-Methode | Radiometer<br>$PO_2$-Elektrode E 5046<br>pH-Elektrode G 297/G 2 | $PO_2$, $PCO_2$ (mmHg, kPa)<br>pH |
| $PO_2$, $PCO_2$ in der Atmungsluft | massenspektrometrisch | Perkin-Elmer MGA 1100 Bodenseewerk Überlingen | $PO_2$, $PCO_2$ (mmHg, kPa) |
| Arterieller und pulmonalarterieller Blutdruck | blutige Druckmessung, Einschwemmherzkatheter | Statham-Druckwandler P23Db<br>Siemens-Elektromanometer<br>Hellige Elektromanometer | Part, Pap (mmHg, kPa) |
| Herzfrequenz | EKG-Registrierung | Hellige Servomed | HF ($min^{-1}$) |
| Atemfrequenz | Impedanz | Hellige Servomed | AF ($min^{-1}$) |
| Registrierung kontinuierlich gemessener Parameter | Polygraphie, Kompensationsschreiber | Rikadenki Multi-Pen-Recorder 6 Kanäle | |
| Atemvolumina während Respiratorbeatmung | Spirometrie | Wright-Respirometer | AZV (ml)<br>AMV (l $min^{-1}$) |
| Herzzeitvolumen | Kälteverdünnungsmethode Swan-Ganz Katheter F7 | Edwards Cardiac Output Computer | HZV (l $min^{-1}$) |
| Spirometrie, Ganzkörperplethysmographie | Pneumotachograph, Ganzkörperplethysmograph | Bodyplethysmograph Fa. Jaeger, Würzburg | VK, TGV, RV (l), FEV1 (l/s)<br>Rt (cm $H_2O$ $sl^{-1}$)<br>(1 cm $H_2O$ $sl^{-1}$ = 0,098 kPa $sl^{-1}$) |
| Rasterelektronenmikroskopie | | JSM-U 3 (JEOL) | |
| Osmolalität | kryoskopisch | Osmometer Fa. Knaur, Heidelberg | Osmolalität (mosm/kg) |

## 7.4 Richtigkeit und Präzision der Radiometer-PO$_2$-Elektrode

**Tabelle 8.** Richtigkeit (mittlere Differenz) und Präzision (Standardabweichung) von PO$_2$-Messungen mit der Radiometer-Elektrode E 5046 in äquilibriertem Blut. Die Äquilibrierung erfolgte mit O$_2$/N$_2$-Gasgemischen bzw. mit nachgereinigtem N$_2$. Auf jeder Stufe wurden 6 Messungen vorgenommen. Die Elektrode wurde mit Na$_2$SO$_3$ (Nullösung) und luftäquilibriertem Wasser geeicht

| PO$_2$ im äquilibrierten Blut mmHg | Meßwerte Radiometer Elektrode | | |
|---|---|---|---|
| | Mittelwert mmHg | mittlere Differenz mmHg | Standardabweichung mmHg |
| 0 | 4 | − 4 | 0 |
| 35,8 | 34,0 | + 1,8 | ±4,4 |
| 78,1 | 77,4 | + 0,7 | ±0,9 |
| 105,6 | 105,7 | − 0,1 | ±1,5 |
| 218,3 | 209,4 | + 8,9 | ±4,4 |
| 646,2 | 604,3 | +41,9 | ±6,7 |

# 8 Literatur


1. Aberman A, Fulop M (1972) The metabolic and respiratory acidosis of acute pulmonary edema. Ann Intern Med 76:173–184
2. Albertini RE, Harrell JH, Kurihara N, Moser KM (1974) Arterial hypoxemia induced by fiberoptic bronchoscopy. J Am Med Ass 230:1666–1667
3. Al-Diaidy W, Skates SJ, Hill DW, Tinker J (1977) The use of transcutaneous oxygen electrodes in intensive therapy. Intens Care Med 3:35–39
4. Andreas K, Le Petit G (1966) Fortlaufende Registrierung des intravasalen Sauerstoffdruckes am narkotisierten Patienten. 1. Anesthesie-Kongr. Dt. Ges. klin. Med. Berlin. Zit. nach [5]
5. Andreas K, Le Petit G (1969) Die Anwendung der $PO_2$-Nadelsonde in der Klinik. Dt Gesundh 23:169–172
6. Armstrong RF, Hutchinson JM, Lincoln C, Ingram D, Soutter L (1976) Continuous measurement of arterial oxygen tension during one-lung anesthesia. A new type of polarographic oxygen electrode. Br J Anaesth 48:1005–1010
7. Armstrong RF, Southorn PA, Secker-Walker J, Lincoln GCR, Soutter L (1976) Continuous monitoring of mixed venous oxygen tension. Br Med J 2:282
8. Barnes RW, Paterson JL, Krugmire RB jr, Strandness DE jr (1974) Complications of percutaneous femoral arterial catheterisation. Prospective evaluation with the Doppler ultrasonic velocity detector. Am J Cardiol 33:259–263
9. Bates ML, Feingold A, Gold MI (1975) The effects of anesthetics on an in vivo oxygen electrode. Am J Clin Pathol 64:448–451
10. Baumgärtl H, Lübbers DW (1975) Herstellung von Mikro-$PO_2$- und $PH_2$-Elektroden mit der Hochfrequenzkathodenzerstäubungstechnik. Naturwissensch 62:572–573
11. Beebe CH, Liston MD, McKinley W (1959) Patentschrift Nr. 1179393 Zit. nach [173]
12. Benzer H, Haider W, Pauser G (1976) Zur Technik der Respiratorbeatmung. Intensivbeh 1:157–167
13. Beran AV, Sperling DR, Proctor K-G, Huxtable RF (1976) Tissue oxygen available ($O_2$a) as a criterion of the effectiveness of continuous positive pressure breathing (CPPB). Arch Exp Med Biol 75:759–763
14. Bergman NA (1961) Cyclic variations in blood oxygen tension with the respiratory cycle. Anesthesiology 22:900–908
15. Bicher HI, Rubin JW, Adams RJ (1973) Clinical use of a new intra-arterial catheter electrode system. Adv Exp Med Biol 37:107–113
16. Bjurstedt H, Wigertz O (1971) Dynamics of arterial oxygen tension in response to sinusoidal work load in man. Acta physiol scand 82:236–249
17. Brantigan JW (1976) Catheters for continuous in vivo blood and tissue gas monitoring. Crit Care Med 4:239–244
18. Brown EG, Liu CC, McDonnell FE, Neuman MR, Sweet AY (1972) An intravascular electrode for continuously monitoring arterial oxygen tension. Ped Res Soc Atlantic City, zit. nach [19]
19. Brown EG, Liu CC, McDonnell FE, Neuman MR, Sweet AY (1973) Unique electrode catheter for continuous monitoring of arterial blood oxygen tension in newborn infants. Adv Exp Med Biol 37:1103–1108
20. Bühlmann AA, Scherrer M (1973) Neue Normalwerte für die Vital- und Totalkapazität der Lungen. Schweiz Med Wschr 103:660–668
21. Chapman TT (1971) The effect of six bronchodilator compounds on arterial blood gas levels. Progr Resp Res 6:449–453
22. Charlton G, Read D (1963) Continuous intraarterial $PO_2$ in normal man using a flexible microelectrode. J Appl Physiol 18:1247–1251

23. Clark LC, Wolf R, Granger D, Taylor Z (1953) Continuous recording of blood oxygen tension by polarography. J Appl Physiol 6:189–193

24. Clark LC Jr (1956) Monitor and control of blood and tissue oxygen tensions. Trans Am Soc Art Int Organ 2:41–48

25. Clark LC Jr, Kaplan S, Mathews EC, Edwards FK, Helmisworth JA (1958) Monitor and control of blood oxygen tension and pH during total body perfusion. J Thorac Surg 36:488–496

26. Conway M, Durbin GM, Ingram D, McIntosh N, Parker D, Reynolds EOR, Soutter LP (1976) Continuous monitoring of arterial oxygen tension using a catheter-tip polarographic electrode in infants. Pediatrics 57:244–250

27. Cosby RS, Stowell EK jr, Morrison DM, Mayo M, Ruymann FB, Bernhard B (1962) Continuous measurement of alveolo-arterial gradients at ambient and anoxic levels. J Appl Physiol 17:1–5

28. Daly JJ, Howard P (1965) Effect of intravenous aminophylline on the arterial oxygen saturation in chronic bronchitis. Thorax 20:324–326

29. Davidson RM, Ramo BW, Wallace AG, Whalen RE, Starmer CG (1973) Blood-gas and haemodynamic responses to oxygen in acute myocardial infarction. Circulation 47:704–711

30. Davies PW, Brink F (1942) Microelectrodes for measuring local oxygen tensions in animal tissues. Rev Sci Instrum 13:524–533

31. Delpy D, Parker D (1975) Transcutaneous measurement of arterial blood-gas tensions by mass spectrometry. Lancet 1:1016

32. Diaz PM, Gold MI, Duarte I, Sohn YS (1975) A disposable electrode for the continuous in vivo measurement of arterial oxygen tension during heart surgery. In: Recent progress in anaesthesiology and resuscitation [Arias A, Llaurado R, Nalda MA, Nunn JN (eds)]. Excerpta Medica, Amsterdam p 424–429

33. Dittmann M, Lehmann K, Pochon JP, Wolff G (1977) Neue Technik der Spontanatmung mit positiv endexspiratorischem Druck (PEEP) beim Erwachsenen. Intensivmed 14:101–106

34. Dora E, Olaffson K, Chance B, Kovach AGB (1976) Cortical NADH, $PO_2$, electrical activity and arterial blood pressure oscillations in hypoxaemia. Adv Exp Med Biol 75:299–305

35. Douze JMC, van Dijk A, Gimbrere JSF, van Heijst ANP, Maes R, Rauws AG (1974) Intensive therapy after Paraquat intoxication. Intensivmed 11:241–250

35a. Douze JMC, van Dijk A, Gimbrere JSF, van Heijst ANP, Maes RA (1977) Hypoxygenous artificial ventilation with positive endexpiratory pressure. Intensivmed 14:297–302

36. Eberhard P, Mindt W, Hammacher K (1972) Perkutane Messung des Sauerstoffpartialdruckes: Methodik und Anwendungen. Verh Kongr „Medizin-Technik", Stuttgart

37. Eberhard P, Hammacher K, Mindt W (1973) Methode zur kutanen Messung des Sauerstoffpartialdruckes. Biomed Technik 18:216–221

38. Eberhard P, Fehlmann W, Schiebli R, Büsser E (1974) Kontinuierliche $PO_2$-Messung mittels intravasalen Sonden. Verh Dt Ges Biomed Techn Hannover

39. Eberhard P (1975) A disposable catheter sensor for the continuous monitoring of intravascular oxygen tension. Proc 1st Internat Conf Biomed Transd Paris

40. Eberhard P, Kreuzer F, Mindt W (1976) Cutaneous oxygen monitoring in the newborn. Paediatrician 5:335–369

41. Eckenhoff JE, Hale Enderby GE, Larson A, Edridge A, Djudevine D (1963) Pulmonary gas exchange during deliberate hypotension. Brit J Anaesth 35:750–759

42. Emmrich P, Stechele U, Huch R, Huch A (1975) Anwendungsmöglichkeiten der transkutanen Sauerstoffpartialdruckmessung in der pädiatrischen Intensivmedizin. Dtsch Med Wschr 100:1892–1901

43. Euler US v, Liljestrand G (1946) Observations on the pulmonary arterial blood pressure in the cat. Acta Physiol Scand 12:301–320

44. Fabel H (1968) Die fortlaufende Messung des arteriellen Sauerstoffdruckes beim Menschen. Arch Kreislauff 57:145–189

45. Fabel H, Wettengel R (1971) Einfluß von Berotec®-Dosier-Aerosol auf Haemodynamik, Blutgase und Ventilation. Int J Clin Pharmacol Suppl 4:47–49

46. Fatt I (1964) An ultramicro oxygen electrode. J Appl Physiol 19:236–329

46a. Fatt I, Helen RS (1969) A multicathode polarographic oxygen sensor and its performances. J Appl Physiol 27:435–437

47. Fenner A, Müller R, Busse HG, Junge M, Wolfsdorf F (1975) Transcutaneous determination of arterial oxygen tension. Pediatrics 50:224–231

48. Fillmore SJ, Guimaraes AC, Scheidt SS, Killip T III (1972) Blood-gas changes and pulmonary haemodynamics following acute myocardial infarction. Circulation 45:583–591

49. Finley TN, Lenfant C, Haab P, Piiper J, Rahn H (1960) Venous admixture in the pulmonary circulation of anaesthetized dogs. J Appl Physiol 15:418–424

50. Fisher HK, Clements JA, Wright RR (1973) Enhancement of oxygen toxicity by the herbicide Paraquat. Am Rev Resp Dis 107:246–252

51. Flick MR, Block AJ (1977) Continuous in vivo monitoring of arterial oxygenation in chronic obstructive lung disease. Ann Intern Med 86:725–730

52. Formanek G, Frech RS (1970) Arterial thrombus formation during clinical percutaneous catheterisation. Circulation 41:833–839

53. Ganong WF (1974) Lehrbuch der medizinischen Physiologie. 3. Aufl Springer, Berlin Heidelberg New York

54. Gastinne H, Regnier B, Darragon T, Harari A, Teisseire B, Lemaire F (1977) Shunt intra-pulmonaire et perfusion pulmonaire au cours des detresses respiratoire de l'adulte. Intens Care Med 3:105

55. Gauch D, Beutnagel A, Fabel H (1972) Kontinuierliche Messung des arteriellen Sauerstoffpartialdrucks beim Neugeborenen unter Luft- und Sauerstoffatmung. In: Perinatale Medizin Bd II, Saling E, Dudenhausen JW (Hrsg) 4. Kongr Perinatale Med, Berlin 1971. Thieme, Stuttgart

56. Gazioglu K, Condemi JJ, Hyde RW, Kaltreider NL (1971) Effect of isoproterenol on gas exchange during air and oxygen breathing in patients with asthma. Am J Med 50:185–190

57. Gazioglu K, Kaltreider NL, Hyde RW (1971) Effect of isoprotenerol gas exchange during air and oxygen breathing in patients with chronic pulmonary diseases. Am Rev Resp Dis 104:188–197

58. Geering P, Nosbaum J, Gigon JP (1972) Dauerkanülierung der Arteria femoralis. Dtsch Med Wschr 97:1112–1114

59. Gilsbach J, Seeger W (1976) Differentialdiagnose der zentralen Atemstörung. Intensivbeh 1:187–191

60. Glauser FL, Morris JL (1972) Accuracy of routine arterial puncture for the determination of oxygen and carbondioxide tensions. Am Rev Resp Dis 106:776–779

61. Glauser FL, Dingledein J, Rhodes R, Morton ME (1975) Minimal increases in pulmonary wedge pressure associated with improved $PaO_2$ in dogs. Respiration 32:415–423

62. Gleichmann U, Lübbers DW (1960) Die Messung des Sauerstoffpartialdruckes in Gasen und Flüssigkeiten mit der Pt-Elektrode unter besonderer Berücksichtigung der Messung im Blut. Pflügers Arch Ges Physiol 271:431–455

63. Goddard P, Keith I, Marcovitch H, Rolfe RG, Scopes W (1972) Experience with a catheter-tip transducer for continuous measurement of blood oxygen tension, including evaluation in 4 newborn babies. Arch Dis Child 47:675

64. Goddard P, Keith I, Marcovitch H, Roberton NRC, Rolfe P, Scopes J-W (1974) Use of continuously recording intravascular oxygen electrode in the newborn. Arch Dis Child 49:853–860

65. Godfrey S, Costeloe K (1976) Clinical use of an indwelling umbilical artery electrode. Lancet I:311–312

66. Goeckenjan G, Schneider P, Heidenreich J (1975) Pulmonaler Gasaustausch und pulmonale Perfusion unter Dopamin. Verh Dt Ges Inn Med 81:487–490

67. Goeckenjan G, Schneider P, Heidenreich J (1976) Kontinuierliche intravasale $PO_2$-Messung. Vergleich zweier Katheter-Elektroden. In: Kongreßbericht 14. wiss. Tag. Nordd. Ges. Lungen- und Bronchialheilkunde 1975, Hertz CW (ed) Lübeck, Hansisches Verlagskontor

68. Goeckenjan G, Schneider P, Heidenreich J (1976) Kontinuierliche $PO_2$-Überwachung mittels intravasaler Sauerstoffelektroden. Dtsch Med Wschr 101:1597–1601

69. Goeckenjan G, Schneider P, Heidenreich J (1976) Kontinuierliche Messung des gemischt-venösen Sauerstoffpartialdruckes mittels einer Katheterelektrode. Pneumonol Suppl:193–200

70. Goeckenjan G, Strasser K (1976) Vergleichende Untersuchungen des kontinuierlich intraarteriell und transcutan gemessenen Sauerstoffpartialdrucks bei Intensiv-Patienten. Verh Dtsch Ges Inn Med 82:1970–1973

71. Goeckenjan G, Barthels F (1976) Pulmonaler Gasaustausch unter einer Behandlung mit Nitrogylcerin. Verh Ges Lungen- und Atmungsf 6:187–194

72. Goeckenjan G, Meincke L (1977) Bronchofiberskopie bei akuter respiratorischer Insuffizienz. Intensivmedizin 14:290–296

73. Goeckenjan G, Strasser K (1977) Limitierende Faktoren der kontinuierlichen transcutanen $PO_2$-Überwachung bei erwachsenen Intensivpatienten. Verh 9. Tagg Österr Dtsch Ges Internist Intensivmed, Linz

74. Goeckenjan G, Strasser K (1977) Relation of transcutaneous to arterial $PO_2$ in hypoxaemia, normoxaemia and hyperoxaemia. Investigation in adults with normal circulation and in patients with circulatory insufficiency. Biotelemetry 4:77–87

75. Goeckenjan G, Strasser K (1978) Kontinuierliche transcutane $PO_2$-Messungen in der Diagnostik pulmonaler Gasaustauschstörungen. Atemwegs- und Lungenkrankh 4:217–221

76. Goeckenjan G, Dure H (1978) Problems of continuous $PaO_2$ monitoring by means of indwelling intraarterial electrodes. Resuscitation 6:207–214

76a. Goeckenjan G, Lenz W (1979) Rasterelektronenmikroskopische Untersuchungen intraarterieller $PO_2$-Elektroden. Klin Wschr 57:1217–1223

77. Gold M, Diaz PM, Feingold A, Duarte I, Sohn J, Kallos T (1975) A disposable in vivo oxygen electrode for the continuous measurement of arterial oxygen tension. Surgery 78:245–250

78. Gold M, Duarte I (1975) Continuous, simultaneous measurement of arterial oxygen tension and arterial blood pressure. J Thorac Cardiovasc Surg 70:656–660

79. Gotoh F, Meyer JS, Tomita M (1966) Carbonic anhydrase inhibition and cerebral venous blood gases and ions in man. Arch Intern Med 117:39–46

80. Hahn CE, Davis WAH, Albery WJ (1975) Electrochemical improvement of the performance of $PO_2$-electrodes. Respir Physiol 25:109–133

81. Halmagyi D, Cotes JE (1959) Reduction in systemic blood oxygen as a result of procedures affecting the pulmonary circulation in patients with chronic pulmonary disease. Clin Sci 18:475–489

82. Hamer Ph, Rügheimer E (1976) Die gebräuchlichsten Atemgeräte. Intensivbeh 1:169–179

83. Hardaway RM (1973) Shock Lung. Intern Surg 58:308–310

84. Harris TR, Nugent M (1973) Laboratory and clinical evaluation of a new indwelling oxygen electrode for continuous monitoring of $PaO_2$ in neonates. Adv Exp Med Biol 37:1109–1112

85. Harris TR, Nugent M (1973) Continuous arterial oxygen tension monitoring in the newborn infant. J Pediatr 82:929–938

86. Hartmann W, Hempelmann G, Fabel H (1972) Leckbeatmung zur Verhütung von hypoxischen Komplikationen während tracheobronchialer Absaugmanöver. Pneumonologie 147:215–219

87. Hedley-Whyte J, Burgess GE III, Feeley TW, Miller MG (1976) Applied physiology of respiratory care. Little Brown, Boston

88. Heinonen J, Poppius H (1969) Effect of tracheobronchial suction on arterial oxygen tension. Ann Chir Gynecol Fenn 58:27–31

89. Heitmann H, Buckles RG, Laver MB (1967) Blood $PO_2$ measurements: Performance of micro-electrodes. Respir Physiol 3:380–395

90. Heller ML, Watson TR jr, Imredy DS (1967) Effect of nitrous oxide uptake on arterial oxygenation. Anesthesiology 28:904–913

91. Heller ML, Imredy DS, Shafer PR, Watson TR jr (1972) A $PO_2$-Catheter microelectrode for in vivo intravascular use. Anesth Analg (Cleve) 51:453–461

92. Hempelmann G, Hartmann W, Fabel H, Leitz KH, Nolte WJ (1971) Tracheobronchiales Absaugen als Problem der Intensivbehandlung. Z Prakt Anästh Wiederb 6:447–455

93. Hempelmann G, Hartmann W, Fabel H (1972) Fortlaufende Sauerstoffpartialdruckmessungen mit einer polarographischen Mikromethode während der NLA-Einleitung und -Ausleitung. In: Neuroleptanalgesie, Henschel W-F (Hrsg) Schattauer, Stuttgart, S 171–177

94. Hempelmann G, Hempelmann W, Dargojevic D, Hartmann W (1973) Arterielle $PO_2$-Messungen während Bronchoskopien in Vollnarkose. Münch Med Wschr 115:2229–2232

95. Hempelmann G, Hempelmann W, Dragojevic D, Hartmann W (1973) Arterielle $PO_2$-Messungen drucks. Anwendungsmöglichkeiten und Beispiele aus der Anaesthesie. Anaethesiologie und Wiederbelebung Bd 80. Springer, Berlin Heidelberg New York, S 68–79

96. Hempelmann G, Hempelmann W, Leitz KH (1974) Untersuchungen zur Oxygenierung während extrakorporaler Zirkulation. Anaesthesist 23:122–128

97. Hempelmann G, Leitz KH, Hempelmann W (1974) Fortlaufende arterielle $PO_2$-Messung während extrakorporaler Oxygenierung bei Patienten mit schwersten Lungenschädigungen. Anaesthesist 23:192–196

98. Hempelmann G, Stosseck K (1976) Möglichkeiten und Grenzen der fortlaufenden Sauerstoffpartialdruckmessung im Blut ($PaO_2$) sowie transcutan ($tcPO_2$). In: Neue kontinuierliche Methoden zur Überwachung der Herz-Kreislauffunktion. [Zindler M, Purschke R (Hrsg)], Thieme, Stuttgart

99. Henningsen P (1968) Continuous measurement of $PO_2$, $PCO_2$ and pH in blood. Scand J Clin Lab Invest 22:33–36

100. Heyrovsky J (1941) Polarographie, theoretische Grundlagen, praktische Ausführungen und Anwendungen der Elektrolyse mit der tropfenden Quecksilberelektrode. Springer, Wien

101. Heyrovsky J (1948) Polarographisches Praktikum. Springer, Berlin

102. Hiemstra HR (1965) The amperometric determination of oxygen in time as a tool in peripheral circulation research. Angiology 16:379–394

103. Hill DW, Tilsley C (1973) A comparative study of the performance of five commercial blood gas and pH electrode analysers. Brit J Anaesth 45:647–654

104. Hoare JP (1974) Oxygen. In: Encyclopedia of electrochemistry of the elements, Bard AJ (ed) Vol II, Dekker, New York

105. Hohenauer L, Gerstl W, Haschke F, Häckel F (1977) Weitere Untersuchungen zur transcutanen $PO_2$-Messung bei kranken Neugeborenen. Pädiatric Pädol 12:146–151

106. Holmes PC, Green HE, Lopez-Majano V (1970) Evaluation of methods for calibration of $O_2$ and $CO_2$ electrodes. Am J Clin Pathol 54:566–569

107. Horovitz JH, Carrico CJ, Shires JT (1974) Pulmonary response to major injury. Arch Surg 108: 349–355

108. Huch A, Huch R, Meinzer K, Lübbers DW (1972) Eine schnelle beheizte Pt-Oberflächenelektrode zur kontinuierlichen Überwachung des $PO_2$ beim Menschen. Elektrodenaufbau und -eigenschaften. Verh Kongr „Medizin-Technik" Stuttgart

109. Huch A, Huch R, Neumayer E, Rooth G (1972) Continuous intra-arterial $PO_2$ measurements in infants. Acta Paediatr Scand 61:722–723

110. Huch A, Huch R, Buchholz R, Lübbers DW (1973) Erste Erfahrungen mit kontinuierlicher transkutaner $PO_2$-Registrierung bei Mutter und Kind sub partu. Geburtsh Frauenhk 33:856–858

111. Huch A, Huch R, Arner B, Rooth G (1973) Continuous transcutaneous oxygen tension measured with a heated electrode. Scand J Clin Lab Invest 31:269–275

112. Huch A, Lübbers DW, Huch R (1973) Continuous intravascular $PO_2$ measurements with catheter and cannula electrodes in newborn infants, adults and animals. Adv Exp Med Biol 37:1113–1119

113. Huch A, Lübbers DW, Huch R (1973) Patientenüberwachung durch transcutane $PCO_2$-Messung bei gleichzeitiger Kontrolle der relativen lokalen Perfusion. Anaesthesist 22:379–380

114. Huch A, Huch R, Rooth G (1973) Monitoring the intravascular $PO_2$ in newborn infants. J Perinat Med 1:53–59

115. Huch A, Lübbers DW, Huch R (1975) Der periphere Perfusionsdruck: Eine neue nicht-invasive Meßgröße zur Kreislaufüberwachung von Patienten. Anaesthesist 24:39–40

116. Huch A, Lübbers DW, Huch R (1976) Continuous $PO_2$ and heart rate recording in the human newborn. Adv Exp Med Biol 75:737–745

117. Huch A, Huch R, Bucher HU, Strasser K (1976) Maternal and fetal $tcPO_2$ monitoring. Proc 5th European Congr Perinat Medicine, Uppsala, p 120–129

118. Huch R, Huch A, Meinzer K, Lübbers DW (1972) Eine schnelle beheizte Pt-Oberflächenelektrode zur kontinuierlichen Überwachung des $PO_2$ beim Menschen. Meßergebnisse. Verh Kongr „Medizin-Technik", Stuttgart

119. Huch R, Lübbers DW, Huch H (1972) Quantitative continuous measurement of partial oxygen pressure on the skin of adults and newborn babies. Pflügers Arch Ges Physiol 337:185–198

120. Huch R, Huch A, Lübbers DW (1974) Die kontinuierliche Kontrolle des arteriellen $PO_2$ und ihre Bedeutung für die Überwachung von Mutter und Kind. Biomed Tech (Stuttgart) 19:87–91

121. Huch R, Lübbers DW, Huch A (1974) Reliability of transcutaneous monitoring of arterial $PO_2$ in newborn infants. Arch Dis Childh 49:213–218

122. Huch R, Huch A (1974) Transcutane Überwachung des arteriellen $PO_2$ in der Anaesthesie. Einsatzfähigkeit der Methode am Beispiel von Kurznarkosen. Anästhesist 23:181–185

123. Huch R, Huch A, Lübbers DW (1974) Arterielle Sauerstoffspannung und Belastung bei Gesunden. Diagnostik 7'803–804

124. Huch R, Lübbers DW, Huch A (1975) The transcutaneous measurement of oxygen and carbon dioxide tensions for the determination of arterial blood gas values with control of local perfusion and peripheral perfusion pressure. Theoretical analysis and practical application. In: Oxygen measurement in Blood and Tissue. Payne JP, Hill DW (eds), Butterworth, London, p 121–138

125. Huch R, Huch A, Bucher HU (1976) Experience with the oxygen-cardio-respirogram in newborn infants. Proc 5th Europ Congr Perinat Med, Uppsala

126. Huchon G, Blayo MC, Vallois JM, Chirico A, Morizet P, Gaudebout C (1976) Continuous intravascular monitoring of $PO_2$ and $PCO_2$. A comparative in vitro-in vivo study. Europ J Int Care Med 2:23–28

127. Hugenholtz PG, Krauss XH, Verdouw PD, Nauta J (1975) Clinical experience with on-line fibre-optic oximetry. In: Current status of oxygen measurement in biology and medicine. Payne, JP, Hill DW (eds), Butterworth, London, p 383–395

128. Huse K (1977) Die kontrollierte Hypotension mit Nitroprussidnatrium in der Neuroleptanaesthesie. Anaesthesiologie und Wiederbelebung Bd 107, Springer, Berlin Heidelberg New York

129. Huxtable RF, Fatt I (1974) A flexible catheter-type oxygen sensor. J Appl Physiol 37:435–438

130. Irnich W (1975) Einführung in die Bioelektronik. Thieme, Stuttgart

131. Jacobsen E (1972) Continuous measurement of $PO_2$, $PCO_2$ and pH during total body perfusion in dogs. Scand J Thor Cardiovasc Surg 6:184–190

132. Jacobsen E, Jessen C, Sivertsen U (1975) Continuous measurement of arterial $PO_2$, $PCO_2$ and pH during autotransplantation of canine hearts. Acta Anaesth Scand 19:265–276

133. Jacq J, Bloch O (1964) Formation d'eau oxygenee au cours de la reduction electrochimique de l'oxygene en milieu alcalin sur differentes cathodes. Electrochim Acta 9:551–568

134. James PM (1973) Shock lung. Intern Surg 58:308–310

135. Jank K, Hemptinne J de, Swietochowski A, Demeester M (1975) Continuous in vivo measurement of arterial $PO_2$ in humans. J Appl Physiol 38:730–735

136. Jank K, Musoglu E, Hiequet J, Demeester M (1977) Simultaneous in vivo monitoring of blood parameters with in situ sensor calibration. Intens Care Med 3:125

137. Johansen K, Krog J (1959) Polarographic determination of intravascular oxygen tension in vivo Acta Physiol Scand 46:228–233

138. Jones JG (1975) Evaluation of pulmonary oxygen transport during anaesthesia and intensive care using the mass spectrometer. In: Current status of oxygen measurement in biology and medicine. Payne JP, Hill DW (eds), Butterworth, London, p 331–349

139. Kallos T (1975) Impaired arterial oxygenation associated with use of bone cement in the femoral shaft. Anesthesiology 42:210–216

140. Kelman GR (1966) Digital computer subroutine for the conversion of oxygen tension into saturation. J Appl Physiol 21:1375–1376

141. Kelman GR, Nunn JF, Prys-Roberts C, Greenbaum R (1967) The influence of cardiac output on arterial oxygenation: A theoretical study. Brit J Anaesth 39:450–458

142. Kessler M, Höper J (1977) Oxygen electrodes – a brief review. Proc 3rd Symp Int Soc Oxyg Transp Tissue, Cambridge

143. Key A (1974) Non-Linearity of in vitro blood $PO_2$ measurements. Biomed Eng 9:154–156

144. Kimmich HP, Kreuzer F (1969) Catheter $PO_2$-electrode with low flow dependency and fast response. Progr Res 3: Karger, Basel New York, p 100–110

145. Kimmich HP, Kreuzer F (1976) Continuous monitoring of $PaO_2$ of intensive care patients in view of its application during prolonged extracorporeal perfusion. In: Physiological and clinical aspects of oxygenator design. Dawids SG, Engell HC (eds) Elsevier, Amsterdam, p 259–268

146. Kimmich HP, Kreuzer F, Spaan G, Jank K, Hemptinne J de, Demeester U (1976) Monitoring of $PO_2$ in human blood. Adv Exp Med Biol 75:33–40

147. Koch HU, Neuhof H (1977) Einsatz der kontinuierlichen intravasalen Messung der Sauerstoffsättigung zur Steuerung der Beatmung schwerkranker Patienten. Verh 9. Tag Dtsch Österr Ges Intern Intensivmed, Linz

148. Kochukosky KN, Chick TW, Jenne JW (1975) The effect of nitroglycerin in gas exchange on chronic obstructive pulmonary disease. Am Rev Resp Dis 111:177–183

149. Koeff ST, Tsao MV, Vadnay A, Wilson TO, Wilson JL (1962) Continuous measurement of intravascular oxygen tension in normal adults. J Clin Invest 41:1125–1133

150. Kollmeyer KR, Tsang RC (1974) Complications of umbilical oxygen electrodes. J Pediatr 84:894–897

151. Kolmar D (1958) Unmittelbare Registrierung der Sauerstoffspannung im Blut mit einem Spezialkatheter beim Herzkatheterismus. Z Kreisl-Forsch 47:1005–1010

152. Kolmar D (1960) Shuntnachweis bei angeborenen Herzfehlern. Unter besonderer Berücksichtigung der intrakardialen Oxymetrie. Klin Wschr 38:1150–1155

153. Kolthoff IM, Lingane JJ (1952) Polarography. Interscience, New York

154. Kramer K (1935) Ein Verfahren zur fortlaufenden Messung des Sauerstoffgehaltes im strömenden Blut an uneröffneten Gefäßen. Zschr Biol 96:61–75

155. Krauss XH, Verdouw PD, Hugenholtz PG, Neubert J, Bos E (1976) Kontinuierliche Überwachung der zentralvenösen Sauerstoffsättigung mittels fiberoptischem Katheter; ein wichtiger Indikator bei kardiorespiratorischem Versagen. In: Neue kontinuierliche Methoden zur Überwachung der Herz-Kreislauf-Funktion. Zindler M, Purschke R (Hrsg) INA, Bd 1, Thieme, Stuttgart, p 29–43

156. Kreuzer F, Nessler CG jr (1958) Method of polarographic in vivo continuous recording of blood oxygen tension. Science 128:1005–1006

157. Kreuzer F, Nessler CG jr (1958) Method for polarographic continuous in vivo recording of blood oxygen tension. Physiologist 1:44

158. Kreuzer F, Harris ED jr, Nessler CG jr (1960) A method for continuous recording of in vivo blood oygen tension. J Appl Physiol 15:77–82

159. Kreuzer F (1970) Facilitated diffusion of oxygen and its possible significance, a review. Physiol 9:1–30

160. Kreuzer F (1975) Respiratory fluctuations of oxygen pressure in alveolar air and arterial blood. In: Current status of oxygen measurements in biology and medicine. Payne JP, Hill DW (eds) Butterworth, London, p 139–160

161. Krog J, Johansen K (1959) Construction and characteristics of Teflon covered polarographic electrodes for intravascular oxygen determination. Rev Sci Instrum 30:108–109

162. Kunke S, Schulz V, Erdmann W, Ulmer HV, Schnabel KH (1975) Ein System zur $PaO_2$-geregelten Sauerstoffzufuhr bei Patienten mit Schocklungen. Verh Dt Ges Inn Med 8:493–496

163. Kunke S, Schulz V (1977) A system of $PaCO_2$ and $PaO_2$ continuously controlled ventilation. Intens Care Med 3:124

164. Kunze K (1964) Eine Katheterelektrode zur kontinuierlichen Messung des Sauerstoffdruckes. Pflügers Arch Ges Physiol 279:94–97

165. Kunze K (1965) Kontinuierliche, absolute Sauerstoff-Druckmessung bei kurzen Impulsen. Pflügers Arch Ges Physiol 283:R 36

166. Kunze K (1966) Die lokale kontinuierliche Sauerstoffdruckmessung in der menschlichen Muskulatur. Pflügers Arch Ges Physiol 292:151–160

167. Kunze K, Lübbers DW (1973) Absolute $PO_2$-measurements with Pt-electrodes applying polarizing voltage pulsing. Adv Exp Med Biol 37:35–43

168. Lenfant C, Okubo T (1968) Distribution function of pulmonary blood flow and ventilation-perfusion ratio in man. J Appl Physiol 24:668–677

169. Levowitz BS, LaGuerre JN, Calem WS (1968) Biologic compatibility and application of hydron. Trans Amer Soc Artif Intern Organs 14:82–88

170. Liebman PR, Patten MT, Dennis RC, Chang KW, Aisenberg S, Hechtman HB (1976) Continuous monitoring in vivo oxygen tension with a fuel cell. Surg Forum 27:58–59

171. Linek V, Benes P (1977) Multiregion, multilayer, nonuniform diffusion model of an oxygen electrode. Biotechnol Bioeng 19:741–748

172. Lorenz R (1973) Wirkungen intrakranieller raumfordernder Prozesse auf den Verlauf von Blutdruck und Pulsfrequenz. Springer, Wien New York

173. Lübbers DW (1966) Methods of measuring oxygen tensions of blood and organ surfaces. In: A symposium on oxygen measurements and their significance. Payne JP, Hill D (eds) Churchill, London, p 103–127

174. Lübbers DW, Opitz N (1975) Die $PCO_2/PO_2$-Optode: Eine neue $PCO_2$- bzw. $PO_2$-Meßsonde zur Messung des $PCO_2$ oder $PO_2$ von Gasen und Flüssigkeiten. Z Naturforsch (c) 30:532–533

175. Lundsgaard-Hansen P (1970) Neues in der Pathophysiologie des klinischen Schockes. Chirurg 40:498–505

176. MacKenzie GJ, Taylor SH, Flenley DC, MacDonald AH, Staunton HP, Donald KW (1964) Circulatory and respiratory studies in myocardial infarction and cardiogenic shock. Lancet II:825–832

177. Maes FW (1976) Construction of $PO_2$ microelectrodes for use in small blood vessels. Experientia 32:130–132

178. Mapleson WW, Horton JN, Ng WS, Imrie DD (1970) The response pattern of polarographic oxygen electrodes and its influence on linearity and hysteresis. Med Biol Eng 8:585–593

179. Massaro TA, Behrens-Tepper J, Updike SJ (1976) Non-polarographic blood gas analysis. I. In vitro evaluation of gas chromatograph system. Biomat Med Dev Art Org 4:385–396

180. Matthes K (1935) Untersuchungen über die Sauerstoffsättigung des menschlichen Arterienblutes. Arch Exp Pathol Pharmakol 179:698–711

181. McAslan TC (1976) Automated respiratory gas monitoring of critically injured patients. Crit Care Med 4:255–260

182. McFadden ER, Lyons HA (1968) Arterial blood gas tension in asthma. New Engl J Med 278:1027–1032

183. McNicol MW, Kirby BJ, Bhoola KD, Everest ME, Price HV, Freedman SF (1965) Pulmonary function in acute myocardial infarction. Br Med J II:1270–1273

184. Meisner P, Hugh-Jones P (1968) Pulmonary function in bronchial asthma. Br Med J I 470–475

185. Messer J, Willard D, Benoit M, Kurtz F (1977) Surveillance continue de la $PO_2$ par voie cutanee ($CPO_2$) chez le nouveau-ne. Pediatrie 32:109–118

186. Meyer Dh, Meunier-Carus J, Lonsdorfer J, Lampert E (1975) Criteres et validite de la mesure en continu de la $PaO_2$ et de la $PaCO_2$ chez l'homme. Ann Biol Clin (Paris) 33:423–433

187. Meyer SJ, Gotoh F, Tazaki Y (1961) Continuous recording of arterial $PO_2$, $PCO_2$, pH and $O_2$ saturation in vivo. J Appl Physiol 16:896–902

187a. Mindt W (1973) Sauerstoffsensor für in vivo-Messung. Verh Dt Ges Biomed Techn Erlangen

188. Nadjmabadi MH, Purschke R, Lennartz H, Bircks W, Krause O, Falke K (1975) Der Einfluß von Dopamin auf das intrapulmonale Shunt-Volumen nach kardiochirurgischen Eingriffen. In: Dopamin. Schröder R (Hrsg) Schattauer, Stuttgart, p 135–140

189. Nernst W (1904) Theorie der Reaktionsgeschwindigkeit in heterogenen Systemen. Z Physikal Chem 47:52–55

190. Neuhaus KL, Gleichmann U, Kreuzer H (1969) Kontinuierliche Messung des coronarvenösen Sauerstoffdruckes zur Prüfung von coronaraktiven Substanzen. Naunyn Schmiedberg Arch Pharmacol 263:185

191. Neuhaus KL, Gleichmann U, Kreuzer H (1971) Die kontinuierliche Messung des koronarvenösen Sauerstoffdruckes mit einer nicht membranbezogenen Platinelektrode. Z Kreislauff 60:13–23

192. Nie NH, Hull CH, Jenkins JG, Steinbrenner K, Bent DH (1965) Statistical package for the social sciences. 2nd ed, McGraw Hill, New York

193. Niedrach LW, Stoddard WH (1972) A new approach to sensors for in vivo monitoring: I. Oxygen. J Assoc Adv Med Inst 6:121–125

194. Nunn JF (1969) Applied respiratory physiology with special reference to anesthesia. Butterworth, London

195. Oeseburg B (1969) The use of uncovered oxygen sensitive platinum electrodes in diagnostic cardiac catheterisation. Progr Resp Res Vol 3, Karger, Basel New York, p 94–99

196. Pain MCF, Charlton GC, Read J (1967) Effects of intravenous aminophylline on distribution of pulmonary blood flow in obstructive lung disease. Amer Rev Resp Dis 95:1005–1014

197. Palmer KNV, Diament MI (1968) Hypoxemia in bronchial asthma. Lancet I:318–319

198. Parker D, Key A, Davies RS (1971) Catheter-tip transducer for continuous in-vivo measurement of oxygen tension. Lancet 1:952–953

199. Parker D, Key A, Davies RS, Scopes JW, Marcovitch H (1971) A disposable catheter-tip transducer for continuous measurement of blood oxygen tension in vivo. Bio Med Engin 6:313–317

200. Parker D, Soutter CP (1975) In vivo monitoring of blood $PO_2$ in newborn infants. In: Current status of oxygen measurements in biology and medicine. Payne JP, Hill DW (eds) Butterworth, London, p 269–283

201. Parker D (1976) Continuous measurement of arterial oxygen tension (PaO$_2$) by electrochemical transducers. Biomed Techn 21; Ergänzungsband:187–188

202. Polgar G, Forster RE (1960) Measurement of oxygen tension in unstirred blood with a platinum electrode. J Appl Physiol 15:706–711

203. Potter WA (1976) Mass spectrometry for innovative techniques of respirator therapy, ventilator weaning and differential ventilation in an intensive care unit. Crit Care Med 4:235–239

204. Purves MJ (1966) Fluctuations of arterial oxygen tension which have the same period as respiration. Resp Physiol 1:281–296

205. Purves MJ (1966) The effect of a single breath of oxygen on respiration in the newborn lamb. Resp Physiol 1:297–307

206. Ramdohr B, Schüren KP, Biamino G, Schröder R (1973) Der Einfluß von Dopamin auf Hämodynamik und Nierenfunktion bei der schweren Herzinsuffizienz des Menschen. Klin Wschr 51: 549–556

207. Ramo BW, Myers N, Wallace A, Starmer F, Clark DO, Whalen RE (1970) Hemodynamic findings in 123 patients with acute myocardial infarction on admission. Circulation 42:567–577

208. Requena R, Forte R, Scherrer J, Knopf M, Kirschner J, Levowitz BS (1972) Electrode catheter for continuous blood and tissue PO$_2$ monitoring. Bull New York Ac Med 48:1052

209. Rhodes MC, Zavala DC, Brown D (1976) Hypoxic protection in paraquat poisoning. Lab Invest 35:496–500

210. Riker JB, Haberman B (1976) Expired gas monitoring by mass-spectrometry in a respiratory intensive care unit. Crit Care Med 4:223–229

211. Rooth G, Christensson B, Gustafson A, Linder E, Vannitamby M (1961) Direct intracardiac oxygen tension measurement with a Pt-electrode. Acta Med Scand 170:617–620

212. Rooth G (1975) Transcutaneous oxygen tension measurement in newborn infants. Pediatrics 55: 232–235

213. Rooth G, Hedstrand U, Tyden H, Ögren C (1976) The validity of the transcutaneous oxygen tension method in adults. Crit Care Med 4:162–165

214. Rybak B (1964) Realisation d'un catheter-electrode a PO$_2$, premieres mesures simultanees en continu in situ dans les sangs arteriel et veineux d'un mammifere. Life Sci 3:1123–1129

215. Said SI, Davies RK, Crosier JL (1961) Continuous recording in vivo of arterial blood PO$_2$ in dogs and man. J Appl Physiol 16:1129–1132

216. Saito Y (1967) A sputtered Pt film electrode for polarographic O$_2$-measurement. J Appl Physiol 23:979–983

217. Saulson SH (1973) High speed pulsatile operation of miniature oxygen electrodes. Adv Exp Med Biol 37:29–34

218. Saunders NA, Powles ACP, Rebuck AS (1976) Ear oxymetry: accuracy and practicability in the assessment of arterial oxygenation. Am Rev Respir Dis 113:745–749

219. Schaper WKA, Xhonneux R, Bogaard JM (1963) Über die kontinuierliche Messung des Sauerstoffdrucks im venösen Coronarblut. Arch Exper Path Pharmacol 245:383–389

220. Scherrer M, König MP (1974) Pulmonary gas exchange in hypothyroidism. Pneumonologie 151: 105–113

221. Schmidt K, Thews G, Hertz CW (1965) Untersuchung des Ventilations-Durchblutungs-Verhältnisses in der funktionell inhomogenen Lunge mittels des „inspiratorischen Sauerstoffsprunges". Pflügers Arch 282:276–289

222. Schneider P, Goeckenjan G, Esser R, Huneke H (1975) Zum Einfluß von Dopamin auf die Lungenfunktion. In: Dopamin. Schröder R (Hrsg) Schattauer, Stuttgart, S 141–145

223. Schuler R, Kreuzer F (1967) Rapid polarographic in vivo oxygen catheter electrodes. Resp Physiol 3:90–110

224. Schuler R, Kreuzer F (1969) Properties and performance of membrane-covered rapid polarographic oxygen catheter electrodes for continuous oxygen recording in vivo. Progr Resp Res 3:64–78

225. Schulz V, Erdmann W, Ulmer HV, Knabe S, Baum P, Frey R (1973) Zur kontinuierlichen Messung des arteriellen Kohlensäuredrucks mit Katheterelektrode und Möglichkeiten ihres klinischen Einsatzes. Anaesthesist 22:416–422

226. Schwander D, Schwander A (1973) Arterielle Traumen in der Anaesthesie und in der Intensivpflege. Vasa 2:330–335

227. Schwarz W (1977) Das Belastungsverhalten des arteriellen Sauerstoffpartialdruckes bei Lungengesunden und Bronchitikern. Fortschr Med 95:723–726

228. Schwarz W, Fabel H (1976) Das arterielle Sauerstoffpartialdruckprofil unter Belastung und in der Erholungsphase – fortlaufende Sauerstoffpartialdruckmessungen bei Lungengesunden und Bronchitikern. Pneumonologie Suppl:217–227

229. Seed RF, Broadbent MP, Yates AK (1977) In-vivo $PO_2$ monitoring after open heart surgery. Intens Care Med 3:125

230. Seylaz J, Pinard E, Correze JL, Anbineau PF, Mamo H (1974) Quantitative continuous measurement of blood gas tensions by mass spectrometry. J Appl Physiol 37:937–941

231. Shinmaru S, Okuchi T, Meyer JS, Teraura T (1972) Catheter-mounted oxygen electrode for monitoring oxygen tension. Cardiovasc Res Cent Bull 10:111–122

232. Sill V, Greul W, Voelker N, Marwede S (1973) Zur respiratorischen Insuffizienz durch ß-Mimetika und Aminophyllin. Arzneim-Forsch 23:1053–1056

233. Silver IA (1967) Polarography and its biological applications. Phys Med Biol 12:285–299

234. Siu W, Cobbold RSC (1976) Characteristics of a multicathode polarographic oxygen electrode. Med Biol Eng 14:109–121

235. Smith LL, Walton DM, Wilson DR, Jackson CL, Hinshaw DB (1970) Continuous gas and pH monitoring during cardiovascular surgery. Am J Surg 120:249–254

236. Sommerkamp H, Oehmig A (1962) Herzkatheter mit kunststoffüberzogener Platinelektrode zur fortlaufenden Suaerstoffdruckmessung im strömenden Blut. Klin Wschr 40:1112–1113

237. Speath EE, Friedlander SK (1967) The diffusion of oxygen, carbon dioxide and inert gas in flowing blood. Biophys J 7:827–851

238. Spencer MP, Denison AB (1963) Pulsatile blood flow in the vascular system. In: Handbook of Physiology, Circulation, Vol II. Hamilton WF, Dow P (eds) Amer Physiol Soc, Washington, p 839–864

239. Staub NC (1961) A small simple electrode. J Appl Physiol 16:192–194

240. Stosseck K (1977) Transcutane Sauerstoffmessung. Methodik und klinische Anwendung. Anaesthesiologie und Wiederbelebung, Bd 108, Springer, Berlin Heidelberg New York

241. Strasser K, Goeckenjan G (1976) Kontinuierliche intraarterielle und transcutane $PO_2$-Messungen bei beatmeten Intensivpatienten mit Kreislaufinsuffizienz. In: Neuerungen in Anästhesie und Intensivpflege. Henschel WF (Hrsg) Anästhesie aktuell I. Straube, Erlangen, S 15–16

242. Strauss AW, Escobedo M, Goldring D (1974) Continuous monitoring of arterial oxygen tension in the newborn infants. J Pediatr 85:254–261

243. Strauss J, Beran AV, Baker R (1972) Continuous $O_2$ monitoring of newborn and older infants and of children. J Appl Physiol 33:238–243

244. Strauss J, Beran AV, Baker R (1973) Measurement of oxygen in the newborn. Adv Exp Med Biol 37:1089–1096

245. Sugioka K (1975) Theoretical and clinical considerations in the use of a new in vivo oxygen electrode. In: Current status of oxygen measurement in biology and medicine. Payne JP, Hill DW (eds) Butterworth, London, p 111–120

246. Sukumalchantra Y, Danzig R, Levy SE, Swan HJC (1970) The mechanism of arterial hypoxemia in acute myocardial infarction. Circulation 41:641–650

247. Suter PM, Fairley HB, Isenberg MD (1975) Optimum endexpiratory airway pressure in patients with acute pulmonary failure. New Engl J Med 292:284–289

248. Suter PM (1976) Maschinelle Beatmungstechniken. 8. Tagg Dtsch Österr Ges Intern Intensivmed, München

249. Tai E, Read J (1967) Response of blood gas tensions to aminophylline and isoprenaline in patients with asthma. Torax 22:543–549

250. Thews G, Schmidt K (1965) Analyse der Verteilung von Ventilation und Durchblutung in der funktionell inhomogenen Lunge nach dem Verfahren des „inspiratorischen Sauerstoffsprunges". Pflügers Arch 282:259–275

251. Tsao MU, Vadnay A (1960) An electrode for continuous measurement of transient blood $PO_2$ in the vessel. J Appl Physiol 15:712–716

252. Ulmer WT, Reichel G, Nolte D (1970) Die Lungenfunktion. Physiologie und Pathophysiologie, Methodik. Thieme, Stuttgart

253. Van Kempen LH, Kreuzer F (1975) A single-unit carbon dioxide-oxygen sensing microelectrode system. Resp Physiol 23:371–379
254. Veasy G, Clark JS, Jung L, Jenkins JL (1971) A system for computerized automated blood gas analysis. Its use in newborn infants with respiratory distress. Pediatrics 48:5–17
255. Vetter KJ (1961) Elektrochemische Kinetik. Springer, Berlin
256. Wagner PD, Laravuso RB, Uhl RR, West JB (1974) Continuous distribution of ventilation-perfusions ratios in subjects breathing air and 100 per cent oxygen. J Clin Invest 54:54–68
257. Wald A, Hass WK, Siew FP, Wood DH (1970) Continuous measurement of blood gases in vivo by mass spectrography. Med Biol Engl 8:111–128
258. West JB (1969) Ventilation-perfusion inequality and overall gas exchange in computer models of the lung. Resp Physiol 7:88–110
259. West JB (1974) Blood flow to the lung and gas exchange. Anesthesiology 41:124–138
260. West JB (1976) Ventilation-perfusion and diffusion disturbances in asthma. In: Bronchial Asthma, Mechanisms and Therapeutics. Weiss EB, Segal MS (eds) Little Brown, Boston
261. Wettengel R, Hartmann W, Fabel H (1971) Die Wirkung von Aminophyllin, Orciprenalin und Nitroglycerin auf Gasaustausch und Hämodynamik im Lungenkreislauf bei obstruktivem Lungenemphysem. Progr Resp Res 6:418–424
262. Wildsmith JA, Drummond GB, Macrae WR (1975) Blood-gas changes during induced hypotension with sodium nitroprusside. Brit J Aneasth 47:1205–1211
263. Woldring B, Owens G, Woolford DC (1966) Blood gases: continuous in vivo recording of partial pressure by mass spectrography. Science 153:885–887
264. Wolf R, Beck OA, Bachour G, Krämer KD, Hochrein H (1976) Die Bedeutung des arteriellen Sauerstoffdrucks für die Linksherzinsuffizienz beim akuten Myocardinfarkt. Intensivmed 13:39–44
265. Wolff G, Grädel E, Blaudi B, Rist M, Schwab Th (1972) Der Einfluß des akut erniedrigten Herzminutenvolumens auf den intrapulmonalen Rechts-Links-Shunt. Schweiz Med Wschr 102:198–202
266. Zwillich CW (1975) Ventilatory control in myxedema and hypothyreoidism. New Engl J Med 292:662–665

# Sachverzeichnis

# Anaesthesiologie und Intensivmedizin

Anaesthesiology and Intensive Care Medicine

Herausgeber: H. Bergmann (Schriftleiter),
J. B. Brückner, R. Frey, M. Gemperle,
W. F. Henschel, O. Mayrhofer, K. Peter

Band 118
## Dobutamin

Eine neue sympathomimetische Substanz
Herausgeber: H. Just
1978. 56 Abbildungen, 6 Tabellen. XI, 81 Seiten
ISBN 3-540-09077-0

Band 119
G. Metz

## Sympathico-adrenerge Stimulation und Lungenveränderungen

1979. 40 Abbildungen, 11 Tabellen. VIII, 90 Seiten
ISBN 3-540-09168-8

Band 120
E. G. Star

## Äthylenoxid-Sterilisation

1979. 2 Abbildungen, 4 Tabellen. VIII, 43 Seiten
ISBN 3-540-09294-3

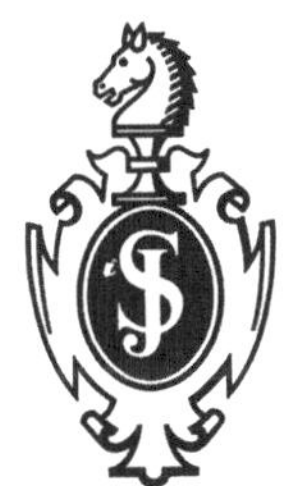

Springer-Verlag
Berlin
Heidelberg
NewYork

Band 121
H. P. Siepmann

## Zur Herzwirkung von Inhalationsanaesthetica

Der isolierte Katzenpapillarmuskel als Myokard-Modell
1979. 14 Abbildungen, 5 Tabellen. VIII, 63 Seiten
ISBN 3-540-09230-7

Band 122
## Coronare Herzkrankheit

Physiologische, kardiologische und anaesthesiologische Aspekte. Weiterbildungskurs für Anaesthesieärzte am 10. Juni 1978 in Wuppertal
Herausgeber: J. Schara
1979. 61 Abbildungen, 15 Tabellen. IX, 97 Seiten
ISBN 3-540-09416-4

Band 123
H. Kämmerer, K. Standfuss, E. Klaschik

## Pathologische pulmonale Kurzschlußperfusion

Theoretische, klinische und tierexperimentelle Untersuchungen zur Variabilität
1979. 23 Abbildungen, 8 Tabellen. VIII, 71 Seiten
ISBN 3-540-09498-9

Band 124
## Neue Aspekte in der Regionalanaesthesie 1

Wirkung auf Herz, Kreislauf und Endokrinum
Postoperative Periduralanalgesie
Herausgeber: H. J. Wüst, M. Zindler
1980. 97 Abbildungen, 37 Tabellen. XIV, 196 Seiten
ISBN 3-540-09500-4

Band 125
## Kreislaufschock

Herausgeber: J. B. Brückner
1980. 407 Abbildungen, 96 Tabellen.
XXIV, 646 Seiten
ISBN 3-540-09660-4

Band 127
## Mehrfachverletzungen

Herausgeber: H.-J. Streicher, J. Rolle
1980. 97 Abbildungen. XI, 217 Seiten
ISBN 3-540-09658-2

# Anaesthesiologie und Intensivmedizin

## Anaesthesiology and Intensive Care Medicine

Herausgeber: H. Bergmann (Schriftleiter),
J. B. Brückner, R. Frey, M. Gemperle,
W. F. Henschel, O. Mayrhofer, K. Peter

**Band 128**
P. Lemburg

### Künstliche Beatmung beim Neugeborenen und Kleinkind

Theorie und Praxis der Anwendung von Respiratoren beim Kind
1980. 85 Abbildungen. X, 146 Seiten
ISBN 3-540-09659-0

**Band 129**

### 25 Jahre Anaesthesiologie und Intensivtherapie in Österreich

Herausgeber: K. Steinbereithner, H. Bergmann
1979. 54 Abbildungen, 40 Tabellen. X, 149 Seiten
ISBN 3-540-09777-5

**Band 130**

### 25 Jahre DGAI

Jahrestagung in Würzburg, 12.–14. Oktober 1978
Herausgeber: K. H. Weis, G. Cunitz
1980. 689 Abbildungen, zahlreiche Tabellen.
XXXVIII, 1012 Seiten
ISBN 3-540-10140-3

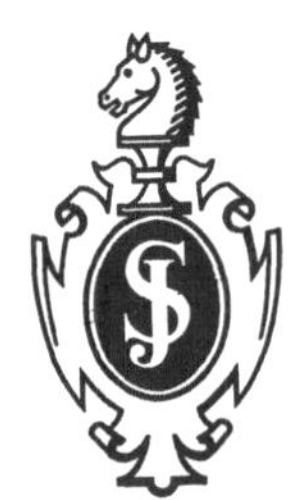

## Springer-Verlag
## Berlin
## Heidelberg
## New York

**Band 131**

### Akute respiratorische Insuffizienz

Herausgeber: K. Peter
1980. 83 Abbildungen, 12 Tabellen.
IX, 131 Seiten (18 Seiten in Englisch)
ISBN 3-540-10185-3

**Band 132**

### Endocrinology in Anaesthesia and Surgery

Editors: H. Stoeckel, T. Oyama
With the co-operation of G. Hack
1980. 101 figures, 45 tables. XI, 203 pages
ISBN 3-540-10211-6

**Band 133**

### Lormetazepam

Experimentelle und klinische Erfahrungen mit
einem neuen Benzodiazepin zur oralen und intra-
venösen Anwendung
Herausgeber: A. Doenicke, H. Ott
1980. 98 Abbildungen, 14 Tabellen.
XXI, 133 Seiten
ISBN 3-540-10387-2

**Band 134**

### Thrombose und Embolie

Herausgeber: H. Vinazzer
Mit Beiträgen zahlreicher Fachwissenschaftler
1981. 129 Abbildungen, 47 Tabellen.
Etwa 390 Seiten
ISBN 3-540-10393-7

**Band 135**
P. Sefrin

### Polytrauma und Stoffwechsel

1981. 32 Abbildungen. Etwa 115 Seiten
DM 49,–
ISBN 3-540-10525-5

**Band 136**
W. Seyboldt-Epting

### Kardioplegie

Myokardschutz während extrakorporaler
Zirkulation
1981. 36 Abbildungen, etwa 37 Tabellen.
Etwa 140 Seiten
ISBN 3-540-10621-9